经典中的养生细节

《遵生八笺》中的养生细节

主编 王利敏 副主编 黄英华 李敏 赵歆

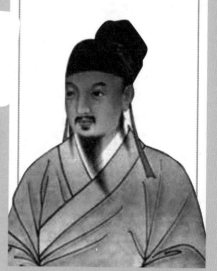

中国健康传媒集团

中国医药科技出版社

内 容 提 要

本书精选了《遵生八笺》中与老百姓日常生活息息相关的养生内容，用通俗易懂的语言，将原书中晦涩难懂的文言文呈现给大家，与读者一起，从以下 8 个方面了解古代的养生理论和方法：怡情养性修身的真知妙论、四季调摄养生的要诀逸事、起居怡情养生的生活环境、养气保精的传统导引气功、祛病滋补养生的茶饮酒粥、古玩书画藏品的鉴赏辨别、延年益寿养生的灵丹妙方、志闲身逸求志的隐士风骨。全书语言生动，通俗易懂，图文并茂，可操作性强，是老百姓居家养生的必备参考书。

图书在版编目（CIP）数据

《遵生八笺》中的养生细节 / 王利敏主编 . —北京：中国医药科技出版社，2019.6
（经典中的养生细节）
ISBN 978-7-5214-1094-5

Ⅰ.①遵… Ⅱ.①王… Ⅲ.①养生（中医）—中国—明代 Ⅳ.① R212

中国版本图书馆 CIP 数据核字（2019）第 068222 号

美术编辑　陈君杞
版式设计　锋尚设计

出版　**中国健康传媒集团** | 中国医药科技出版社
地址　北京市海淀区文慧园北路甲 22 号
邮编　100082
电话　发行：010-62227427　邮购：010-62236938
网址　www.cmstp.com
规格　710×1000 mm $^1/_{16}$
印张　12
字数　173 千字
版次　2019 年 6 月第 1 版
印次　2019 年 6 月第 1 次印刷
印刷　三河市万龙印装有限公司
经销　全国各地新华书店
书号　ISBN 978-7-5214-1094-5
定价　**36.00 元**

获取新书信息、投稿、为图书纠错，请扫码联系我们。

前 言

随着"养生"一词飞入寻常百姓家,"保温杯泡枸杞"成了养生一族的标配,而全民养生的背后却是大多数人对养生的一知半解。中华养生文化源远流长,卷帙浩瀚的养生书籍值得我们用心挖掘整理,将其中仍然适用于当今生活的理论和方法与现代研究相结合,指导我们的日常生活,具有重大的现实意义。

明代高濂所著的《遵生八笺》一书,集明朝养生之大成,是我国古代历史上养生学的经典之作。其成书原因如其自述所言:"少婴羸疾,有忧生之嗟,交游湖海,咨访道术,多综霞编云笈,秘典禁方……悟摄生之有道,知人命之可长,剖晰玄机,提拈花要诀,著为《遵生八笺》。"

全书分为清修妙论笺、四时调摄笺、却病延年笺、起居安乐笺、饮馔服食笺、灵秘丹药笺、燕闲清赏笺、尘外遐举笺等八笺,融汇了儒释道医等各个领域的内容,是一部内容广博又很实用的养生专著。其尊重敬畏生命、践行简单生活的养生理论和实践对于当今社会的我们有着非常重要的借鉴意义。

养生不单纯只是服用补品或者药物来延年益寿,而是需要在自己的言行举止、作息生活中实践。因此,本书精选了《遵生八笺》中与老百姓日常生活息息相关的养生内容,用通俗易懂的语言,将原书中晦涩难懂的文言文呈现给大家,与读者一起,从以下8个方面了解古代的养生理论和方法:怡情养性修身的真知妙论、四季调摄养生的要诀逸事、起居怡情养生的生活环境、养气保精的传统导引气功、祛病滋补养生的茶饮酒粥、古玩书画藏品的鉴赏辨别、延年益寿养生的灵丹妙方、志闲身逸求志的隐士风骨。

由于该书涉及的内容广博深奥,而编者知识十分有限,因此,在用通俗易懂的白话翻译文言文的过程中,难免会出现疏漏,敬望各位专家、广大读者提出宝贵意见。

编 者

2019年2月

目　录

第四章 服气导引话养生 / 077

第一章

怡情养性修身

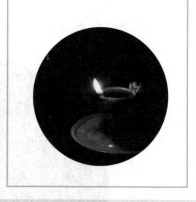

　　"善养生者养内，不善养生者养外。""养内"是养生的重中之重，"养内"即"养心"，要做到淡泊名利，宠辱不惊，以醒觉的姿态，与世俗名利保持距离，从尔虞我诈的功利世界中抽身退离，回归清静无扰的生活，保持"恬淡虚无"的人生态度，修身养性更有利于养生。

第一节
长寿之道，重在修养心性

1. 长寿秘诀之一——不以物喜，不以己悲

原文 《老子》曰："人生大期，百年为限。节护之者，可至千岁，如膏之炷小与大耳。众人大言我小语，众人多烦我少记，众人悷怖我不怒。不以人事累意，淡然无为，神气自满，以为长生不死之药。"

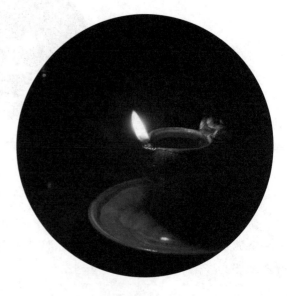

解读 自古以来，长寿就是人们不懈追求的目标之一。老子说：人的最高寿命，也就是一百年，如果懂得节制和养护，能活到上千岁。寿命就像长短不一的蜡烛一样，有的燃烧的时间长，有的燃烧的时间短。要想长寿，就要做到不以物喜，不以己悲。当别人大声说话时，自己轻言细语；当别人动辄发怒时，自己不愠不火；当别人计较已经过去的烦恼时，自己和往事挥挥手，说一句：天上飘来五个字，那都不叫事！

2. 长寿秘诀之二——凡事把握"度"

原文　《庄子》曰："能遵生者，虽富贵不以养伤身，虽贫贱不以利累形。"

解读　真正懂得养生的人，即使生活富贵，也知道虽然安逸舒服，但不能得意忘形；即使日子穷困，也不能为了赚钱而拼命。凡事都要把握"度"，才是养生长寿之道。

3. 长寿秘诀之三——良好的心态是养生的根本

原文　黄帝曰："外不劳形于事，内无思想之患，以恬愉为务，以自得为功，形体不敝，精神不散，可寿百岁。"

解读　黄帝一言道破了养生的天机，那就是：良好的心态。凡事不要太过劳累，也不要有太大的思想负担，要尽量保持轻松、愉快、悠然自得的心态，形神共养，才能健康长寿。

4. 长寿秘诀之四——减少欲望做"减法"

原文　彭祖曰："凡人不可无息，当渐渐除之，人身虚无，但有游气，气息得理，而病不生。"又曰："道不在烦，但能不思衣，不思食，不思声色，不思胜负，不思得失，不思荣辱，心不劳，神不极，可寿千岁。"

解读 养生的方法并不在于多，而在于精。减少欲望，就是彭祖提出的养生真谛。只要是人，就不可能无欲无求，但我们要尽量学会在生活中做"减法"：衣饰不求华美，只需舒适简洁；饮食不求山珍海味，只需美味健康；洁身自好不放纵，荣辱得失不计较；心态平和，精神安详，就能长命百岁。

5. 长寿秘诀之五——量力而行

原文 薛子曰："养得胸中无一物，其大浩然无涯。有欲则邪得而入之，无欲则邪无自而入。且无欲则所行自简，又觉胸中宽平快乐，静中有无限妙理。"

解读 面对尘世间的各种欲望，能做到胸无杂念，心境就会变得无比宽阔，这是薛子对养生的看法。欲望太多，贪念太大，就会陷入一种自我迷失的状态，不知道自己到底在追求什么？而当自己在能力范围内，设定一个合适的目标，行为就会相对简单、随意，内心也会平静、快乐。

6. 长寿秘诀之六——吃亏是福

原文 薛子又曰："常沉静则含蓄义理深，而应事有力。故厚重静定宽缓，乃进德之基，亦为老人养寿之要。"

解读 性情深沉平静的人，为人含蓄，深明大义，处理事情的时候坚定有力。俗话说"吃亏是福"，厚道、平静、宽容是修养道德的基础，也是长寿的要诀。

第二节
如何避免"病从口入"

1. 别小瞧 17 大

原文　《吕览》曰："年寿得长者，非短而续之也，毕其数也。毕数之务，在乎去害。何谓去害？大甘、大酸、大苦、大辛、大咸，五者充形，则生害矣。大喜、大怒、大忧、大恐、大哀，五者接神，则生害矣。大寒、大热、大燥、大湿、大风、大霖、大雾，七者动精，则生害矣。"

解读　《吕览》把影响我们身体健康的因素归了归类，分别是：5种味道——太甘、太酸、太苦、太辛、太咸；5种情绪——大喜、大怒、大忧、大恐、大衰；7种天气——大寒、大热、大燥、大风、大湿、大雨、大雾。日常生活中，我们千万不能小瞧这17种因素，尽可能地做到节饮食、和情绪、避风寒，才会离长寿不那么遥远。

2. 不要操心太多

原文　《唐书》有云："多记损心，多语耗气。心气内损，形神外散。初虽无觉，久则为弊。"

解读　过度用脑，会劳伤心神，说话太多，会损耗元气。医生和老师在这方面体会最深，当一天的门诊和讲课结束后，整个人都疲乏得很，一句话都不愿意多说了。这就是心气受到了损耗，虽然最初没什么感觉，但如果经常操心太多、过度用脑、说话太多，就会出现这些问题了。作为亲人们，更要体贴他们，给他们一个安静的休息环境。

3. 保护好身体的镜子和窗户

原文 《续博物志》曰："眼者身之镜，耳者体之牖，视多则镜昏，听众则牖闭。面者神之庭，发者脑之华，心悲则面焦，脑减则发素。精者体之神，明者身之宝，劳多则精散，营竟则明消。"

解读 我们都知道，眼睛是心灵的窗户，能透露一个人内心的情感，它还能像镜子一样，读出一个人身体状况的好坏，现代社会的手机一族、电脑一族，除了睡觉以外，恨不得全部时间都盯着小小的屏幕，这样用眼过度，眼睛这面镜子就会变得浑浊昏暗；耳朵是身体的窗户，对于长时间戴耳机、音量又很高的酷炫一族，听力会因此受到影响，耳朵这扇窗户也会慢慢关闭。此外，面部也可以反映一个人的精神状态，内心悲哀时，面部会显得焦虑、憔悴；头发是大脑的精华，用脑过度、脑功能衰退时，会生出白发甚至脱发。总之，精是生命的物质基础，神明是身之宝，过度劳累会损精耗神，懂得养生之道的人，就要静心宁神，保护好自己身体的镜子和窗户。

4. 五味过盛损身体

原文 神农曰："上药养命，中药养性。"诚知性命之理，因辅养以通也。而世人不察，惟五谷是见，声色是耽，目惑玄黄，耳务淫哇。滋味煎其脏腑，醴醪煮其肠胃，馨香腐其骨髓，喜怒悖其正气，思虑消其精神，哀乐殃其平粹。夫以蕞尔之躯，攻之者非一途，易竭之身，而内外受敌，身非木石，何能久乎？

解读　神农说："上品药延年益寿，中品药调理情志。"养生需要多方面的调理，这个道理大家其实都懂得。但又身不由己地贪图五谷、沉溺声色，眼睛为色彩纷呈的花花世界所迷惑缭乱，耳朵专注颓废淫靡的音乐，肥甘厚味煎熬脏腑，美酒琼浆腐蚀肠胃，芬芳之品腐烂骨髓，狂喜暴怒悖乱正气，过度思虑耗损精神，哀乐不节扰乱情绪。一个小小的身体，受到损害的途径如此之多，而且内外都会受到攻击，身体非木石构成，怎么能保持长久健康呢？归根结底，只有平衡稳定的心态和良好的生活方式，才能确保人体的健康。

5. 养生先养神

原文　（嵇康）又曰："善养生者，清虚静泰，少思寡欲。知名位之伤德，故忽而不营，非欲而强禁也。识厚味之害性，故弃而不顾，非贪而后抑也。旷然无忧患，宁然无思虑。又守之以一，养之以和，和理自济，同乎大顺。然后蒸以灵芝，润以醴泉，晞以朝阳，和以五弦，无为自得，体妙心玄。若此以往，庶可与羡门比寿，王乔争年。"

解读　现代研究证实：人在入静后，大脑会回复到儿童时代的脑电波状态。但真正做到精神的安静，却没有那么容易。善于养生的人，能做到经常保持清虚泰然的心境，思虑少、欲念也少。他们知道，过度追求名誉地位会伤害品德，所以时刻自律而不松懈。他们知道，五味太过会损害心性，所以不会贪食后才想着去克制。他们性格豁达，不会被困苦患难所压倒；他们内心寂静，不会被焦虑的心思所困扰。

只有长久坚持，保持精神专注，形神相依，多走出户外，与大自然亲密接触，听听音乐，调和情绪，才能与古代传说中的仙人羡门比高寿，与王子乔的年龄争高下。

6. 衣食住行之禁忌

原文　《要记》曰："一日之忌，暮无饱食；一月之忌，暮无大醉；终身之忌，暮常护气。久视伤血，久卧伤气，久立伤骨，久行伤筋，久坐伤肉。大饱伤肺，大饥伤气。勿当屋梁脊下睡卧，卧勿头向北。勿点灯烛照卧，六神不安。大汗勿脱衣，多得偏风，半身不遂。卧处勿令有孔隙，风入伤人。最寒勿令火炉安向头旁，令人头重目赤鼻干。冬日温足冻脑，春秋脑足俱冻。"

解读 "晚上少吃一口，睡觉舒服一宿""早饭要吃得饱，中饭要吃得好，晚饭要吃得少""胃不和则卧不安"，这些老俗话的中心思想，就是一句话：晚上不要饱食。而现代人工作节奏快，早饭很多人都匆匆解决，中饭也是随便吃个外卖或者工作餐，直到晚上回家，才能坐下来和家人或朋友，大快朵颐一顿，高兴时再来上几杯，不醉不休。其实，这些都是养生要忌讳的。除此之外，还有哪些要避免的呢？

我们看看《要记》里是怎么说的吧。眼睛看东西太久会伤血，睡得时间太久会伤元气，站立太久会伤骨骼，行走太久会伤筋，坐得太久会伤肉；太饱了会伤肺，太饿了会伤气；不要在屋梁下睡卧，不要在睡后点灯照烛；出大汗时不要着急脱衣，否则容易得偏瘫风、半身不遂；睡觉时周围不要有孔隙，以免感受寒风致病；不要把火炉安在头旁，容易头重、眼红、鼻干；冬天要头凉脚暖，春天和秋天头脚都要凉。

7. 百病不侵有秘诀

原文 虚斋云："食服常温，四体皆春；心气常顺，百病自遁。"至哉斯言！

解读 我们常常说"病从口入"，怎么吃才能既解决我们的口舌之欲，又能不违背养生之道呢？老百姓熟知的，诸如"鱼生火，肉生痰，萝卜白菜保平安""若要小儿安，三分饥与寒"等谚语，都是中医理论中食物性味、四季节气等对人体脏腑功能影响的通俗解读，只有顺应五脏与四时、五味的关系，吃温热的东西，衣服要穿暖和，才能做到鱼（美食）和熊掌（养生）兼得。

四时调摄养生

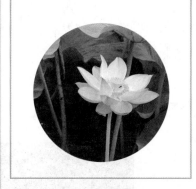

　　人与自然界息息相关，两者是一个动态变化的整体，自然界的变化影响着人的生理和病理状态。善于养生的人，懂得在不同的季节里，用不同的调理方法，以适应自然界的变化规律，达到和谐统一。

第一节
春季养生

春季属木，是万物复苏的季节，自然界的一切都生机蓬勃、欣欣向荣。春季养生要顺应阳气生发、万物始生的特点，注意保护阳气。起居上要早睡早起；少食酸味、多食甘味；要注意及时增减衣物，尤其注意背部的保暖；运动上要在晨起后进行锻炼，不宜过于剧烈，以散步、打太极拳、慢跑等为宜；情志上要保持心情舒畅，房事等须适当节制。

1. 春季养生，谨遵"生"字

原文 《尚书大传》曰："东方为春，春者，出也，万物之所出也。"《淮南子》曰："春为规，规者，所以圜万物也。规度不失，万物乃理。"《汉律志》曰："少阳，东也，东者，动也。阳气动

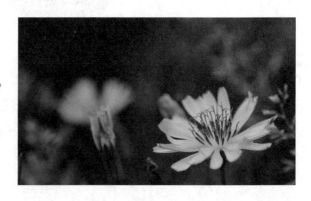

物，于时为春。"故君子当审时气，节宣调摄，以卫其生。

正月立春，木相；春分，木旺；立夏，木休；夏至，木废；立秋，木死；立冬，木殁；冬至，木胎，言木孕于水之中矣。

解读 "一年之计在于春"，春天是万物复苏的季节，自然界的一切都生机蓬勃、欣欣向荣，与自然界相适应，人体的阳气也属于升发状态。因此，春季养生要顺应春天阳气生发、万物始生的特点，注意保护阳气，着眼于一个"生"字。要多在户外活动，有利于人体吐故纳新，振奋人体初升的阳气，使精神能像春天的草木一样，产生一种积极向上的力量，这样才能化生气血津液，充养脏腑筋骨，既可补充冬季寒冷之气所消耗的阳气，又能供奉即将到来的夏季炎热之气消耗的阴津。

春属木，肝与春相应，在五行属木，在五味为酸，木性能制约土性，而脾在五行属土，在五味为甘。春天正是肝木之气旺盛的季节，人的脾土之气会相对受到抑制，因此，春天应当少食酸味、多食甘味，以达到补养脾脏之气、养护后天之本的目的。

2. 春季的各种禁忌

原文 正月朔，忌北风，主人民多病。忌大雾，主多瘟灾。忌雨雹，主多疥疥之疾。忌月内发电，主人民多殃。七日，忌风雨，主民灾。忌行秋令，主多疫。

二月，忌东北雷，主病，西北多疫。春分忌晴，主病。

三月朔，忌风雨，主多病。忌行夏令，主多疫。

解读 春天的3个月里，每个月都有禁忌。实际上是告诫人们，春季气候变化无常，如果非其时而有其气，就要善于保护自己，不要被北风、大雾、大雨、冰雹和寒气所伤，不要过早地按照夏天的要求来过日子，比如穿得太少、吃太多冷饮等等，以免发生流行性感冒、白喉、猩红热、麻疹、水痘、扁桃体炎、肺炎等传染病。

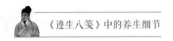

3. 面向东方，叩齿养肝

原文 以春三月朔旦，东面平坐，叩齿三通，闭气九息。震宫青气入口，九吞之，以补肝虚受损，以享青龙之荣。

解读 众所周知，呼吸活动是由自主神经系统支配的，可以控制和调整。呼吸活动又对人体生理各方面有着广泛的影响，因此，通过锻炼呼吸，可以达到调整整个机体功能的目的。春季五行属木，而人体五脏之中的肝属木，故春气与肝相通。木气宜发，春季肝气尤为旺盛，若肝气升发太过则会损伤肝脏。春季，可以按照上述方法经常练习，以收养肝之效。

中医学认为："叩齿吞津"不但可以坚固牙齿，还能润肺健脾，养心强肝，补肾生精血。一天当中早、中、晚三个时段按这个方法锻炼是最好的，而其中又以晨起的"叩齿"最为重要。因此，每天晨起"叩齿吞津"，可以起到补养肾精、健康长寿的作用。叩齿的力量可根据牙齿的健康程度量力而行。尤其牙病病人叩齿力度不宜过大，防止牙齿进一步损伤。如果患有口腔溃疡或口舌糜烂，此法无法进行时，可以暂停一段时间，待病证痊愈后再实施。18岁以下的青少年，因为牙齿可能发育尚未完全，所以最好不要做叩齿的动作，以免影响牙齿的正常生长或是给它们造成损伤。

4. 肝胆相照，养胆亦能养肝

原文 当以冬三月静居端思，北吸玄宫之黑气入口，三吞之，以补嘻之损，用益胆之津。

解读 大家都知道"肝胆相照"这一成语，比喻真心相见。在中医学里，肝胆是不可分家的"好兄弟"，无论是从情绪决断方面，还是从肝胆共同参与消化、共同主疏泄来讲，只有肝经与胆经相表里，一个人的健康才有保证。因此，在养肝的同时也要注意养胆，肝胆同养，方可让肝更加健康。冬季，可以按照上述方法经常练习，以达养胆之功。

5. 轻念"嘘"字，治肝神效

原文 《秘诀》曰："嘘以治肝，要两目睁开为之，口吐鼻取，不使耳闻。"

治肝脏用嘘法，以鼻渐渐引长气，以口嘘之。肝病用大嘘三十遍，以目睁起，以出肝邪气，去肝家邪热，亦去四肢壮热、眼昏、翳肉、赤红、风痒等症。数嘘之，绵绵相次，不绝为妙。疾平即止，不可过多为之，多则损肝气。病止又恐肝虚，当以嘘字作吸气之声以补之，使肝不虚，而他脏之邪不得以入也。大凡六字之诀不可太重，恐损真气。人能常令心志内守，不为怒动，而生喜悦，则肝病不生。故春三月木旺，天地气生，万物荣茂，欲安其神者，当止杀伤，则合乎太清，以顺天地发生之气。夜卧早起，以合养生之道。

解读 "嘘"法可治疗肝脏相关的疾病。练习方法：用鼻子慢慢地深吸气，用嘴发出"嘘"音，按这个方法呼吸30次，睁大双眼，可泻肝经实热，治疗四肢壮热、眼昏、翳肉攀睛、目赤、风痒等病证。练习的要求是：呼吸要静细匀长，最好是连绵不断。如果症状消失就停止练习，否则会损伤肝气。如果症状已消失又担心肝气虚损，可以在吸气时默念"嘘"音以补肝、养肝。

六字诀养生法，是我国古代流传下来的一种养生方法，属于吐纳法。人体的脏腑和经络运行受到内外不同作用力的影响，呼气时不同的口型会令唇、舌、齿、喉产生不同的形状和变化，这些变化会对胸、腹部产生不同的内在力，从而影响着不同脏腑及其生理功能。练习时，吐气要轻，不努力，不憋气，吐尽为止，吸气要微微绵绵，将清气自然吸入，要顺其自然，不可过度、过快呼吸。所有的六字诀练习都不能太过，以防耗损真气。人们如果能做到心志内守，不为怒动，并时常保持喜悦的心情，就不会得肝病。春应肝，肝属木，春天的3个月中，自然界阳气生发，万物繁茂，此时，养生安神最重要的是避免对身体造成不良影响的行为，一切都要顺应天地升发之气，晚睡早起，才能符合养生之道。

6. 一年之计在于春，养生也不例外

原文 春三月，此谓发陈，天地俱生，万物以荣。夜卧早起，广步于庭，披发缓行，以使志生。生而勿杀，与而勿夺，赏而勿罚，此春气之应，养生之道也。逆之则伤肝。

解读 春季从立春开始，历经雨水、惊蛰、春分、清明、谷雨共6个节气，止于立夏前一天，这期间，阳气生发、大地回春、万象更新、生机盎然，是一年中最好的季节。对待万物，应顺应春天生发的特点，该发生的就让其发生，该给予的就大方给予，心志要像春天的草木一样，有一种积极向上的力量。俗话说"一年之计在于春"，因此，我们一定要做好春季的养生保健，为一年的健康打下基础。

7. 春天多吃点甜的

原文 肝木味酸，木能胜土，土属脾主甘，当春之时，食味宜减酸益甘，以养脾气。

解读 春天，肝木之气旺盛，脾土之气会相对受到抑制，因此，春天要少吃点酸味的食物，多吃点甜味的食物，比如：大枣、龙眼、葡萄干等，这样能够补养脾气，制约肝气升发太过。但吃甜食这事儿，还得因人而宜，吃点就好，不能无节制哟！尤其是晚上睡觉前，否则只能"春季不减肥，夏季徒悲伤"了。另外，糖尿病、肥胖等症的人还是建议慎用。

8. 说说"春困"

原文 春阳初生，万物发萌，正二月间，乍寒乍热，高年之人，多有宿疾，春气所攻，则精神昏倦，宿病发动。又兼去冬以来，拥炉薰衣，啖炙炊煿，成积至春，因而发泄，致体热头昏，壅膈涎嗽，四肢倦怠，腰脚无力，

皆冬所蓄之疾。

解读　"春眠不觉晓"，在春天，人们经常有懒洋洋、睡不够的"春困"感觉，这是因为春天人体的循环系统功能加强，皮肤末梢血液供应增多，汗腺分泌也随之增多，各器官负荷加重，中枢神经系统产生镇静、催眠的作用，人体便有了"春困"的现象。此时，我们在饮食、起居方面要注意适应春天的生发之气，同时，不能忽视春天是气候多变的季节，民间还有"春天孩子脸，一天变三变""二月休把棉衣撇，三月还有桃花雪"的谚语，说的就是在春天，上一个冬季的阴寒尚未完全消失，为了保护阳气的生发，春天的减衣适宜减上衣不减裤。

9. 聊聊"春捂"

原文　春日融和，当眺园林亭阁虚敞之处，用摅滞怀，以畅生气，不可兀坐以生他郁。饮酒不可过多，人家自造米面团饼，多伤脾胃，最难消化，老人切不可以饥腹多食，以快一时之口，致生不测。天气寒暄不一，不可顿去绵衣。老人气弱，骨疏体怯，风冷易伤腠理，时备夹衣，遇暖易之。一重渐减一重，不可暴去。

解读　春天是各种病菌、微生物繁殖、复苏的季节，各种传染病很容易流行，而人们由于冬天怕冷，大部分时间都在室内度过，对外界的适应能力下降，难以抵挡早春忽冷忽热的多变气候，如果过早、过急脱去棉衣，寒气会乘虚而入，容易患流行性感冒、急性支气管炎、肺炎等呼吸道疾病。因此，要注意及时增减衣物，尤其要注意背部的保暖。因为背部是督脉循行之处，总督一身之阳气，可以多晒晒太阳、加个靠垫、按摩背部等方式进行背部保暖。所谓"春捂"就是这个道理。

10. 春天的宜和忌

原文　《备急千金要方》云："春七十二日，省酸增甘，以养脾气。"
《金匮要略》云："春不可食肝。"为肝旺时，以死气入肝伤魂也。

《云笈七签》曰："春气温，宜食麦以凉之，不可一于温也。禁吃热物，并焙衣服。"

又曰："春三二月，勿食小蒜、百草心芽。肝病宜食麻子。"

《千金翼方》曰："春夏之交，阴雨卑湿，或饮汤水过多，令患风湿，自汗体重，转侧不能，小便不利。作他治必不救，惟服五苓散效甚。"

《云笈七签》曰："春正二月，宜夜卧早起，三月宜早卧早起。"

又曰："春三月，卧宜头向东方，乘生气也。"

《养生论》曰："春三月，每朝梳头一二百下。至夜卧时，用热汤下盐一撮，洗膝下至足，方卧，以泄风毒脚气，勿令壅塞。"

《参赞书》曰："春伤于风，夏必飧泄。"

《千金翼方》曰："春甲乙日，忌夫妇容止。"

解读 春季养生的总体原则是顺应自然界生发之气，因此，饮食、起居、运动、情志调养、房事等都须依此而行。

饮食上要少食酸性食物，多吃甘味食物，以健脾益气；尽量不要吃动物肝脏，因为春天是肝木旺盛的季节，食肝则肝气更旺，脾气则更虚弱；气温高的时候，要吃点凉性的麦类食物，使人体与自然达到平衡；不要吃高热量、辛辣刺激的食物，不要吃小蒜和植物的芽心；春夏相交之际，多阴雨连绵潮湿，或者饮水过多，容易导致风湿，出现汗出过多、身体沉重、不能转侧、小便淋漓不畅等症状，可以服用五苓散来调理。

起居上要顺应春季万物欣欣向荣的特点，早睡早起；睡觉时头朝向东方，以摄取自然界的生发之气；每天早上用梳子梳一两百下头，晚上用热盐水泡洗膝盖以下的部位后再睡觉，可以祛除风毒脚气。

运动上要在晨起后进行锻炼，不宜过于剧烈，以散步、打太极拳、慢跑等为宜；情志上要保持心情舒畅；房事等须适当节制。

11. 春季的六个保健药方

春季，以风为主气，风最易侵袭人体；春季，阳气宣发，人体阳气易外泄，从而导致卫外不固，因此，春季的用药原则应以益气健脾、固外祛风为主，增强人体抵抗力，从而防御外邪侵袭。这对于现代养生也有很强的指导意义。以下保健药方需要咨询专业中医师后，根据自身情况服用。

头昏身倦——细辛散

老年人在春天容易头脑昏沉、身体疲倦，服用这个方子能起到明目、调和脾胃、祛除风邪和痰浊的作用。具体用法：

细辛一钱（去土）　川芎（一钱）　甘草五分（炙）

以上三味药加水煎煮，趁热服，男女都可以长期服用。

风热头痛——菊花散

春天，风热毒邪上攻头面部，引起头痛、面部浮肿，以及风热上攻导致眼睛干涩，可以服用菊花散。具体用法：

甘菊花　前胡　旋覆花　芍药　玄参　防风各一两

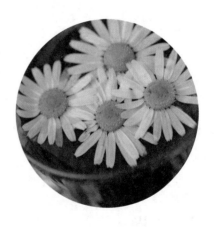

以上几味药物共研细末，临睡前用温酒送服二钱至三钱，如果不能饮酒，就用米汤送服。

外感热病——惺惺散

春天，头目不清，视物模糊，整天昏昏沉沉如醉不醒，身体发热，头痛，腰痛，有外感热病的症状，可服用惺惺散。具体用法：

桔梗一两　细辛五钱　人参五钱　茯苓一两　瓜蒌仁五钱　白术一两（土炒）

以上六味药，共研细末，炼蜜为丸，如弹丸大。每次用温水送服一丸。

胸闷多痰——坠痰饮子

老年人在春天出现胸膈不畅、烦闷、多痰的症状时，可服用此方。具体用法：

半夏末二钱（山东出者，用白汤洗淋十余次为末）　生姜一大块如指二节　枣子七枚

以上三味药，用两盏水煎至七分，临睡前，去掉姜、枣，服用汤汁。

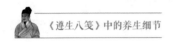

健脾开胃——延年散

老年人在春季服用延年散，能健脾开胃、消滞益气。具体用法：

广陈皮四两（浸洗去里白衣）　甘草二两（为末）　盐二两半（炒燥）

以上三味药，先用热水洗去陈皮苦水，共洗五六遍，微微焙干，然后将甘草末和盐一起蘸在陈皮上，焙干备用。用时细嚼二三片，可以调理气机。

眼病口疮——黄芪散

黄芪散能治疗老年人春季时，风邪上攻引起的眼部红肿、干涩、疼痛、瘙痒等，同时也治疗口鼻生疮。具体用法：

黄芪一两　川芎一两　防风一两　甘草五钱　白蒺藜一钱（去刺尖）　甘菊花五分

以上六味药共研细末，每次服二钱，早晨空腹、中午及睡前用米汤送服，一天三次。外感病需要长时间服用才能有效。服药期间忌房事与火毒之物。切忌在患病的眼睛上针刺放血，这样对眼睛的伤害很大。

第二节
夏季养生

夏季属火，气候炎热、万物生长茂盛，是一年中阳气最旺盛的季节。夏季养生要顺应夏季万物生长旺盛的特点，基本原则是：在盛夏防暑邪，在长夏防湿邪。饮食方面宜少吃苦味的食品，多吃辛味食品，不要吃得太饱，要少吃多餐；晚睡早起，保持心情平静，不要倦怠，不要发怒。

1. 心静自然凉

原文　《礼记》曰:"南方曰夏,夏之为言假也,养之长之,假之仁也。"《太元经》曰:"夏者,物之修长也。"董仲舒曰:"阳长居大夏,以生育万物。"《淮南子》曰:"夏为衡,衡以平物,使之均也。"《汉律志》曰:"南者,任也,阳气于时任养万物,故君子当因时节宣调摄以卫其生。"

立夏,火相;夏至,火旺;立秋,火休;秋分,火废;立冬,火囚;冬至,火死;立春,火殁;春分,火胎,言火孕于木之中矣。

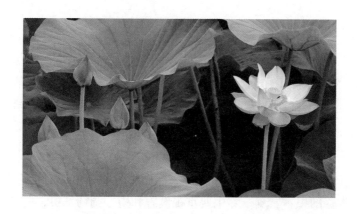

解读　相信每个人都有这样的体会,只要一到夏天就会觉得心烦气躁。老辈人会告诉你:"心静自然凉。"这是因为夏季属火,是一年中阳气最旺盛的季节,气候炎热、万物生长茂盛。对于人体来说,因火气通于心、心性为阳,此时是新陈代谢旺盛的时期,阳气外发,伏阴在内,气血运行亦相应地旺盛起来,并且活跃于机体表面。夏季的炎热最容易干扰心神,使心神烦乱,总觉得心里不得安宁。为适应炎热的气候,皮肤毛孔开泄而使汗液排出,通过出汗以调节体温,适应暑热的气候。夏季养生的基本原则是:在盛夏防暑邪,在长夏防湿邪。

2. 面向南方,叩齿养心

原文　当以四月五月弦朔清旦,面南端坐,叩齿九通,漱玉泉三次,静

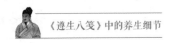

思注想，吸离宫赤气入口，三吞之，闭气三十息，以补呵气之损。

解读 叩齿，就是指用上下牙有节奏地反复相互叩击的一种自我保健法，俗称"叩天钟"。经常叩齿，不仅能强肾固精，平衡阴阳，疏通局部气血运行和经络畅通，还能增加唾液的分泌量，增强牙齿的抗病抗菌能力，从而使牙齿变得更加坚固，整齐洁白，丰润光泽。

具体做法是：夏季的清晨，面向南方正坐，心神合一，默念叩击；先叩白牙，再叩门牙；每叩齿九遍，吞咽津液三次，闭气三十息。

3. 夏天要重视健脾

原文 当以夏季之月朔旦，并三季后十八日，正坐中宫，禁气五息，鸣天鼓二十四通（注曰：鸣天鼓者，以两手抱脑后，用中食二指起复互换，各二十四下），吸坤宫黄气入口，十二吞之，以补呼之损也。

解读 中医学认为，夏季的后45天又称长夏，为脾所主，脾为"后天之本"，是人体赖以生存的根本。夏季养生要重视健脾和中，调畅气机，使脾气健运，则后天生化有源，对增强体质，预防衰老，有着重要意义。可以用以下的做法：

夏季，每天的深夜和清晨，端坐，闭气五息，鸣天鼓二十四下（鸣天鼓：两手抱在脑后，用中指、食指二指轻轻敲击头顶，左右各二十四下），默想自己将坤宫中的黄气吸进口中，再分十二次咽下。

4. 轻念"呼"字，调理脾病

原文 治脾脏吐纳用呼法，以鼻渐引长气以呼之。病脾大呼三十遍，细呼十遍。呼须撮口出之，不可开口，能去冷气、壮热、霍乱、宿食不化、偏风麻痹、腹内结块。数数呼之，相次勿绝，疾退即止，过度则损。损有吸以补之，法具前。

解读　调理脾脏相关疾病时，可用六字诀中的"呼"法，"呼"音与脾胃相配属。细长的腹式呼吸有助于提高膈肌的力量，促使肝、胃、脾、肠等脏腑的蠕动，增加消化液的分泌，帮助消化吸收，对脾胃虚弱等病证有积极的保健作用，有助于防治消化系统疾病。

具体的做法是：先用鼻子长长地吸一口气，然后慢慢用嘴呼出，呼气的时候同时发"呼"字的音。如果脾脏有病，要大"呼"三十遍，小"呼"十遍。呼时要将嘴巴撮拢，不能张大嘴而呼。这样可以除去体内冷气、壮热、霍乱、消化不良、偏风麻痹及腹内结块。练习的要求：要连续呼，中间不能间隔，疾病消除就停止。因过度地"呼"会使内脏受损，如果万一受损，可以用六字诀中的"吸"法补养。

5. 你也认为夏天要多吃苦？

原文　夏三月属火，主于长养。心气火旺，味属苦，火能克金，金属肺，肺主辛，当夏饮食之味，宜减苦增辛以养肺。心气当呵以疏之，嘘以顺之。三伏内，腹中常冷，特忌下利，恐泄阴气，故不宜针灸，惟宜发汗。

《备急千金要方》曰："夏七十二日，省苦增辛，以养肺气。"

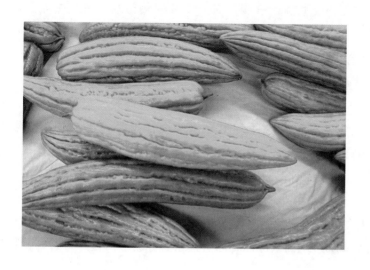

解读 夏天在五行中属火，主长养，自然界万物在这个季节里茁壮成长、欣欣向荣。心在五行中属火，在五味中属苦，而肺在五行中属金，在五味中属辛，火克金，能苦味能克制辛味，所以，夏天宜少吃苦味的食品，多吃辛味食品，来调养肺气。可以用发"呵"音或"嘘"音的方法，来调畅气机。三伏天里，腹部经常容易受凉，特别要小心预防痢疾的发生，泄泻过多会导致人体的阴气受损，这个时候不能用针灸来治疗，应当发汗。

6. 劝君夏天莫贪凉

原文 夏至后，夜半一阴生，宜服热物，兼服补肾汤药。夏季心旺肾衰，虽大热不宜吃冷淘冰雪蜜水、凉粉、冷粥，饱腹受寒，必起霍乱。

莫食瓜茄生菜，原腹中方受阴气，食此凝滞之物，多为癥块。若患冷气痰火之人，切宜忌之。老人尤当慎护。

陶隐居曰："冰水止可浸物，使驱日晒暑气，不可作水服，入腹内，冷热相搏，成疾。若多着饴糖拌食，以解酷暑亦可。"

平居檐下、过廊、巷堂、破窗皆不可纳凉，此等所在虽凉，贼风中人最暴。惟宜虚堂净室，水亭木荫，洁净空敞之处，自然清凉。更宜调息净心，常如冰雪在心，炎热亦于吾心少减。不可以热为热，更生热矣。

《内经》曰："夏季不可枕冷石并铁物取凉，大损人目。"

《养生论》曰："夏气热，当食菽以寒之，不可一于热也。禁饮温汤，禁食过饱，禁湿地卧并穿湿衣。"

《参赞书》曰："日色晒热石上凳上，不可便坐，擂热生豚疮，冷生疝气。人自大日色中热处晒回，不可用冷水洗面，损目。伏热在身，勿得饮冷水，及以冷物激身，能杀人。"

解读 过了夏至以后，阴气初动，这时最好吃一些热性的食物，但要适量，同时喝补肾的汤药。夏天，人体虽然火气旺盛，但肾阳却不足，所以，尽管天气很热，也不要吃过水面或凉面、冰雪蜜水、凉粉、冷粥等，这些食物吃得太多，再加上腹部受凉，很容易就引起霍乱。

另外，尽可能不要生吃瓜果蔬菜，本来腹中就阴气积聚，再吃这些寒冷凝滞的食物，更容易引起痰饮积聚的病证。如果原本就有痰饮湿邪的表现，就更不能吃了。上了年纪的人，在这方面尤其不可掉以轻心。

冰水只能用来浸泡食物，以除去食物上因日晒留下的暑气，但冰水不能喝，如果图一时口舌之快，喝到肚子里的冰水就会与体内热气相搏，导致阴阳失调而生病。可以多用饴糖拌食，来缓解酷暑，也可以吃些豆类食品以降温。

夏天尽量不要在屋檐下、走廊、巷堂、破窗处乘凉，这些地方虽然凉快，但阴风邪气很容易危害健康。可以在自然、宽阔、宁静、清凉的地方，比如：宽敞干净的屋子里、水边凉亭、树荫下，这些地方更适合安定心志。此外，要控制好自己的情绪，不能因为天气炎热而发脾气、性情暴躁，这样反而会觉得更热。

不能为了贪凉，用冰冷的石头或者铁器当枕头，或者刚晒完太阳，马上用冷水洗脸，这样都会对眼睛造成危害。大汗淋漓时，不能喝凉水，或用冷水冲洗身体，这样很容易生病。不要在潮湿的地面睡觉，不要穿湿衣服。太阳晒热了的石头、凳子，也不要马上就坐，否则会导致痔疮或者疝气等病。

7. 睡觉一定要避风

原文 《书》曰："夏勿露卧，令人皮肤成癣，或作面风。"

不得在星月下露卧，兼便睡着使人扇风取凉，一时虽快，风入腠理，其患最深。贪凉兼汗身当风而卧，多风痹，手足不仁，语言謇涩，四肢瘫痪。

头为诸阳之总，尤不可风，卧处宜密，防小隙微孔，以伤其脑户。

虽不人人如此，亦有当时中者，亦有不便中者。其说何也？逢年岁方壮，遇月之满，得时之和，即幸而免，至后还发。若或年力衰迈，值月之空，失时之和，无不中者。

夏三月，每日梳头一二百下，不得梳着头皮，当在无风处梳之，自然祛风明目矣。

解读 夏天的晚上不能露宿，或者睡着后继续扇风，这样虽然一时凉爽，但风邪容易侵袭人体，危害很大，皮肤会长癣，或得面风。尤其是当身上有汗时就对着风睡觉，很容易患风痹而出现手足麻木不仁、语言不利、四肢瘫痪等症状。人的头部是各种阳气汇集的地方，尤其不能受风，睡觉的地方一定要固密避风，不要让细小的孔隙对着头部，防止风邪伤及脑户。

虽然不是每个人都会出现这样的情况，有的人当时会发病，有的人则不会，这是因为有的人年轻力壮，遇到月圆之夜，能与时令气候相合，抵抗力自然强一些，虽然一时侥幸，但日后还是会发病的。如果年老体虚的人，恰逢月亏之时，体质与时令不相合，抵抗力自然会相对较弱，就不能幸免了。

夏天，可以每天用梳子梳一两百下头，梳的时候不要碰到头皮，而且要避风，有祛风明目的效果。

8. 夏天莫伤心

原文 《养生论》曰："夏谓蕃秀，天地气交，万物华实。夜卧早起，无厌于日，使志无怒，使华成实，使气得泄，此夏气之应，养长之道也。逆之则伤心，秋发痎疟，奉收者少，冬至病重。"

《书》曰："夏伤暑热，秋必痎疟。忽遇大寒，当急防避。人多率受，时病由此而生。"

解读 夏季繁茂秀美，天之气沉降，地之气升腾，自然天地之气交相融汇，人们应当晚睡早起，要保持心情平静，不要倦怠，不要发怒，使人体气机得到宣泄而舒畅，顺应夏季万物生长旺盛的特点，这才是人们要长期遵守的夏季养生之道。如果违背这一规律，就会损伤心脏，为秋天的身体疾患埋下祸根，同时，如果秋收之气不足，冬天也就容易再次出现危害健康的疾患。

夏天如果中了暑气热毒，到了秋天就会得痎疟。如果天气突然变得特别冷，人们大多是迫不及待地享受寒凉带来的快感，而不是及时躲避，这样一来就会导致时令病的发生。

9. 肥甘厚味是夏天的大忌

原文　每日宜进温补平顺丸散，饮食温暖，不令大饱，常常进之，宜桂汤、豆蔻熟水，其于肥腻当戒。

《书》曰："夏至后，秋分前，忌食肥腻、饼臛、油酥之属，此等物与酒浆瓜果极为相妨，夏月多疾以此。"

解读　夏天，应当每天服用温补平顺的丸散药物。要吃温食，可以喝点桂皮水、豆蔻水。从夏至后到秋分前这段时间，忌食肥腻、肉饼、油酥之类的肥甘厚味，这些食物与酒水、瓜果极为相克，夏天很多病都是因此而来。此外，不要吃得太饱，要少吃多餐，这样可以减轻脾胃的负担。

10. 夏天的房室养生

原文　《养生论》又曰："风毒脚气因肾虚而得，人生命门属肾，夏月精化为水，肾方衰绝，故不宜房色过度，以伤元气。"

解读　肾脏是人体的命门，为先天之本。夏天肾精化为水，肾气偏衰，所以，夏天里不宜放纵房事，否则会伤元气。常见病风毒、脚气（表现为足胫肿满强直、两脚软弱无力，也有不肿）就多为肾虚所致。

11. 夏天古法洗浴方和痱子粉

原文　《养生论》曰："夏月宜用五枝汤洗浴，浴讫，以香粉傅身，能驱瘴毒，疏风气，滋血脉，且免汗湿阴处，使皮肤燥痒。"

五枝汤方

桑枝、槐枝、桃枝、柳枝备一握，麻叶半斤，煎汤一桶，去渣，温洗，

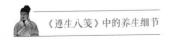

一日一次。

傅身香粉方

用粟米作粉一斤，无粟米，以葛粉代之。加青木香、麻黄根、香附子炒、甘松、藿香、零陵香。

以上各二两，捣罗为末，和粉拌匀，作稀绢袋盛之，浴后扑身。

解读 夏季天气炎热，经常汗流浃背，尤其是爱活动的孩子们，可以用五枝汤洗澡，洗完后用香粉擦身，能驱除瘴毒，疏导人体气机，滋养血脉，还能防治阴处汗湿后的瘙痒、疿疥疮等多种皮肤病。

五枝汤方

桑枝、槐枝、桃枝、柳枝备一握，麻叶半斤，煎汤一桶，去渣，温洗，一日一次。这四种树枝都有祛风除湿的作用，大麻叶辛温有毒，外洗能够解毒杀虫。

傅身香粉方

用粟米作粉一斤，无粟米，可用葛粉替代。加青木香、麻黄根、香附子（炒）、甘松、藿香、零陵香，以上各二两，捣罗为末，和粉拌匀，装进细绢袋，洗澡后扑身。香粉方芳香化浊祛湿，爽身的同时还能防治皮肤病。

12. 夏季的六个保健药方

炎热的夏天，人们为了贪图一时之快，喜欢进食生冷，这样一来，无形中损伤了脾胃，导致脾失健运，湿气内停，湿阻气机，不通则痛，且湿性趋下，出现脘腹疼痛、泄泻等症状。因此，夏天应当以健脾祛湿、保养脾胃的药为主。以下这些保健药方，可以在咨询专业中医药人士之后，结合自己身体的实际情况来服用。

不思饮食——豆蔻散

豆蔻散主要是用来治疗夏季频繁发生的寒凉之气，胸膈气滞，食道哽噎不顺，脾胃不和，不思饮食。具体用法：

草豆蔻四两（同生姜四两炒香黄为度，去姜用）　大麦芽十两　神曲四两（炒黄）　炙甘草四两　炮干姜一两

以上五味药，共研细末，每次服一钱，如果当茶饮，随时可服用。

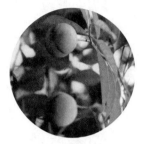

明目——苁蓉丸

苁蓉丸可以平补下焦神气，明目效果非常好。具体用法：

肉苁蓉四两（酒洗去心，纳白汁）　巴戟天二两　菊花二两　枸杞子二两

以上四味药，炼蜜为丸，就像梧桐子大小。每次服二十丸，用盐汤送下。

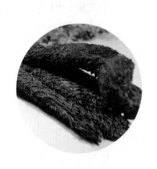

腹胀痛泄泻——诃子散

诃子散可以治疗脾胃内寒、腹部胀满疼闷、泄泻不止等病。具体用法：

诃子皮五个　大腹皮五个（去外皮）　炙甘草五钱　炒白术五钱　草豆蔻十四个（面包炒黄，去面用）　人参五钱

以上六味药，共研细末，用一盏水，放两个大枣、一小片生姜，煎至六分后，趁热送服，每次服二钱。

胃脘疼痛——棱术散

夏日因为吃冰凉食物，导致气积膈滞，或胃脘部疼痛等症状，宜经常服用棱术散。具体用法：

京三棱三两（湿纸裹煨热透，另捣）　莪术二两（同上制）　乌药三两（去皮）　炙甘草三两　陈皮二两（用厚朴亦可）

以上五味药，共研细末，用盐汤水送服，每次服一钱，可以随时服用。

老人诸疾——四顺丸

四顺丸可以治疗老年人的各种疾病。具体用法：

神曲四两（入生姜二两去皮，一处杵作饼子，焙干）　炙甘草一两　草豆蔻

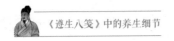

一两五钱（先炮熟，去皮细剉用）　大麦芽二两（炒黄）

以上四味药，共研细末，用盐汤水送服，每次一钱。

消食——橘红散

夏天服用橘红散可以消食、调和脾胃气机。具体用法：

广陈皮一斤（用水浸洗五七次，布包压干，再用生姜半斤，取自然汁，将陈皮拌匀，放置一宿，焙干，称一斤）　肉豆蔻一两　甘草二两

把甘草和三四两白盐，一起炒，等到盐炒成红色、甘草炒成赤色时，再和陈皮、肉豆蔻共研为末。用茶水冲服，每次一钱。

第三节
秋季养生

秋季，阳气渐收，阴气渐长，万物收敛，人们的养生要顺应秋季的这个特点，早睡早起，顺应自然规律；饮食上，少吃辛味食物、多吃酸味食物以养肝，多吃滋润养阴之品以润秋燥；运动不宜剧烈，保持阳气阴精处在收敛内养阶段；情志上要做到心境宁静，以减轻秋季肃杀之气对人体的影响；此外，还要注意节制房事，蓄养阴精。

1. 秋天养生的不二法则——收敛，而非张扬

原文　《礼记》："西方曰秋，秋者，愁也。愁之以时，察守义也。"《太元经》曰："秋者，物皆成象而聚也。"《管子》曰："秋者，阴气始下，故万物

收。"《淮南子》曰："秋为矩，矩者，所以方万物也。"《汉律志》曰："少阴者，西方也。西者，迁也，阴气迁落，万物纠，乃成熟也。"当审时节宣调摄以卫其生。

立秋，金相；秋分，金旺；立冬，金休；冬至，金废；立春，金囚；春分，金死；立夏，金殁；夏至，金胎，言金孕于火土之中也。

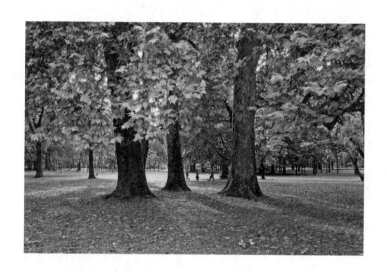

解读　立秋，在五行中属金。自然界万物到了这个季节大多已经成熟，是收割的时候了。秋分，金气旺盛；立冬，金气停止生长；冬至，金气开始衰败；立春，金气被禁锢；立夏，金气开始减少；夏至，金气开始孕育；因为火生土、土生金，在经过了夏天的火之后，金已经孕育在火土之中。

秋季，是自然界万物已经成熟，逐渐收敛的季节，与之相应，人体的阳气也顺应着自然界的规律，逐渐内敛，因此，秋季的养生法则要谨记顺应秋季收敛的时令特点，避免躁动的心态，使情绪安逸宁静、神气内收、肺气内收，以缓和秋天肃杀之气对人的损害。

2. 面向西方，叩齿养肺

原文　当以秋三月朔望旭旦，向西平坐，鸣天鼓七，饮玉泉三（注云：

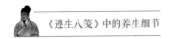

饮玉泉者，以舌抵上腭，待其津生满口，漱而咽之，凡三次也）。然后瞑目正心，思吸兑宫白气入口，七吞之，闭气七十息。此为调补神气，安息灵魄之要诀也，当勤行之。

解读 秋季在五行属金，肺也属金，因此，秋气与肺相通。与金气收敛相对应，人体的肺气在秋季也逐渐收敛，如果肺气收敛太过或者不及，都会影响人体健康。可以按照以下方法来调养肺气。

秋天，初一、十五这两天的清晨，面向西方，端坐，鸣天鼓七次，咽三口嘴里的津液（用舌头抵住上腭，等到满口生津之后，连嗽几下，再慢慢地下咽），然后闭上眼睛，想象着嘴里吸入西方兑宫的白气，再和着津液分七次下咽，屏住呼吸七十息。这些是调补神气、安神定魄的要诀，要持之以恒。现代研究证实，唾液中含有淀粉酶、溶菌酶及分泌性抗体，既有助于消化，又能杀菌、抗病毒，是有效的祛病强身物质。经常吞咽唾液，有益于健康。

3. 轻念"呬"字，调理肺病

原文 吐纳用呬，以鼻微长引气，以口呬之，勿令耳闻。皆先须调气令和，然后呬之。肺病甚，大呬三十遍，细呬三十遍，去肺家劳热、气壅咳嗽、皮肤燥痒、疥癣恶疮、四肢劳烦、鼻塞、胸背疼痛。依法呬之，病去即止，过度则损。呬时用双手擎天为之，以导肺经。

解读 调理肺部的相关疾病，可以用六气诀中"呬"的吐纳法，具体做法是：先用鼻子吸一口稍长的气，然后用嘴慢慢地"呬"出，发"呬"的音时，不要让自己听见。但在做这个动作之前，自己要先做到心平气和，然后再"呬"。当肺病比较严重的时候，要大"呬"三十遍，这样可祛除肺系的劳热，以及气壅、咳嗽、皮肤燥痒、疥、癣、恶疮、四肢劳烦、鼻塞、胸背疼痛。肺部的相关疾病一旦调理好，就得停止再"呬"。因为过分的"呬"，反而会损伤肺脏。做"呬"的吐纳法时，可以两手擎天，有利于畅导肺经。

"呬"字诀可以调养肺脏，肺是人体的呼吸器官，有"华盖"之称，经常练习"呬"字诀，可促使肺部将淤积其中的废气呼出，改善肺部呼吸环境，调节肺部功能。同时，"呬"字诀的动作还能锻炼肩部、胸部、手掌、头部和脖子等部位，解除这些部位的肌肉和关节疲劳，对于颈椎病、肩周炎及背部腰肌劳损等有很好的防治作用。

4. 少吃辛，多吃酸

原文 秋三月，主肃杀。肺气旺，味属辛。金能克木，木属肝，肝主酸。当秋之时，饮食之味宜减辛增酸以养肝气。肺盛则用呬以泄之。立秋以后，稍宜和平将摄。但凡春秋之际，故疾发动之时，切须安养，量其自性将养。秋间不宜吐并发汗，令人消烁，以致脏腑不安，惟宜针灸，下利，进汤散以助阳气。

解读 秋季是自然界万物凋零、肃杀的季节，此时，肺气旺盛，在五味中属于辛味。对于五行来说，金能克木，木和五脏中的肝脏相应，在五味中肝脏属于酸味。到了秋天，应该少吃辛味、多吃酸味的食物以补养肝气。如果肺气太盛，可以用"呬"的方法来宣泄。立秋以后，要心平气和，来抵制秋天的肃杀之气。一般来说，春、秋是旧病最易复发的两个季节，所以，人们要根据自己的情况来进行调养。秋天不宜服用催吐和发汗之类的药物，这样会让人感觉疲乏，这个季节适合用针灸、下法和利法来治病，服用汤、散之类的药剂以助阳气。

5. 积痨、五痔、消渴病人的饮食禁忌

原文 又若患积劳、五痔、消渴等病，不宜吃干饭炙煿，并自死牛肉、生鲙、鸡、猪、浊酒、陈臭咸醋、黏滑难消之物，及生菜、瓜果、鲊酱之类。若风气冷病、痃癖之人，亦不宜食。

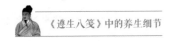

解读 积痨、五痔、消渴等病人，不宜吃干饭、烤肉和油炸的食物，也不能吃死牛肉、生肉、鸡肉、猪肉、浊酒、老醋、黏滞油腻的食物，以及生菜、瓜果、鲊酱等。有风气冷病、痃癖的人也不能吃以上这些食物。

6. 夏季过食冰冷，秋季如何弥补？

原文 若夏月好吃冷物过多，至秋患赤白痢疾兼疟疾者，宜以童子小便二升，并大腹槟榔五个细剉，同便煎取八合，下生姜汁一合，和收起腊雪水一盏，早朝空心，分为二服，泻出三两行。夏月所食冷物，或膀胱有宿水冷脓，悉为此药祛逐，不能为患。此汤名承气，虽老人亦可服之，不损元气，况秋痢又当其时。此药又理脚气诸气，悉可取效。丈夫泻后两三日，以韭白煮粥，加羊肾同煮，空心服之，殊胜补药。

解读 如果夏天吃了太多冰冷的食物，到了秋天就会得赤白痢疾和疟疾，这种病人可以用童子尿二升，煎大个槟榔（5个，用铧刀磨细），取煎好的便汁八合，加入姜汁一合，和以前收藏的十二月雪水一盏，早上空腹分两次服，服用后一般会腹泻二三次，这样会除去夏季饮食不节所致的冷食积聚，或膀胱内停聚的水液或脓液，就不再有什么不舒服的了。这种汤药名为"承气"，上了年纪的老人也照样可以服用，不会损元气，况且痢疫正是出现在秋季，与时令相应。这种药对于脚气及其他气机不利导致的疾病都有疗效。男性泄泻后的二三天，可用韭白和羊肾一起煮粥，空腹服食，效果比一般的补药都好。

7. 秋季明目之法

原文 又当清晨睡醒，闭目叩齿二十一下，咽津，以两手搓热熨眼数多，于秋三月行此，极能明目。

解读 清晨睡醒时，闭上眼睛，轻叩牙齿二十一下，咽下嘴里的唾液，把两手搓热敷在双眼上。秋天的每天清晨，按这样的方法做几次，会有很好的明目效果。

8. 秋季应早睡早起

原文　又曰：秋季谓之容平，天气以急，地气以明。早卧早起，与鸡俱兴，使志安宁，以缓秋刑。收敛神气，使秋气平。无外其气，使肺气清。此秋气之应，养收之道也。逆之则伤肺，冬为飧泄，奉藏者少。

解读　秋天，万物成熟，秋分劲疾，山川清肃，应当早睡早起，天亮就起床，收敛神气，使自己心志安定，这种摄养收敛的方法，就是秋季的天人相应。如果违背这种养生方法，就会损伤肺气，到了冬天，会因为秋季脏气没有得到封藏，精气储存太少，而出现顽固不化的泄泻。

9. 秋季多吃芝麻

原文　秋气燥，宜食麻以润其燥。禁寒饮并穿寒湿内衣。

解读　秋季天气干燥，应当食用芝麻之类的润燥养血食物来调养身体，不要喝凉水，也不要穿潮湿的衣物。

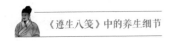

10. 立秋宜服八味地黄丸

原文 《四时纂要》曰："立秋后，宜服张仲景八味地黄丸，治男女虚弱百疾，医所不疗者。久服身轻不老。"

八味地黄丸

熟地黄八两　薯蓣四两　茯苓二两　牡丹皮二两　泽泻二两　附子（童便制炮）一两　肉桂一两　山茱萸四两（汤泡五遍）

上为细末，蜜丸，如桐子大。每日空心酒下二十丸，或盐汤下。稍觉过热，用凉剂一二帖以温之。

解读 立秋之后，适宜服用张仲景的八味地黄丸。可治男女虚弱以及各种疾病，对于久医不愈的病人也有很好的疗效，长期服用可使身轻不老。具体方法：

熟地黄八两　薯蓣四两　茯苓二两　牡丹皮二两　泽泻二两　附子一两（童子尿炮制）　肉桂一两　山茱萸四两（温开水泡五遍）

以上八味药，共研细末，炼蜜为丸，就像桐子一样大。每天空腹时用酒送服二十丸（或者用盐开水送服），如果吃药之后稍微觉得有点热，可服用一二剂凉性的药剂，使体内阴阳平衡。

11. 秋季的四个保健用方

秋季万物收敛，人体阳气内收，阴气始生，经常出现脏腑虚寒等病证，因此，秋季用药应以温药为主，以祛除脏腑之寒。但体虚有热者，用药会有所不同。此外，秋季气候干燥，可稍微服用一些凉润之品以润秋燥。用药前需要咨询专业中医药人士，并结合自身实际情况服用。

泄泻——七宝丹

七宝丹治疗久治不愈的泄泻，疗效显著，老人脾胃受损引起的泄泻，也可以服用。具体用法：

附子五钱（童便和黄泥炮）　当归一两　干姜五钱　吴茱萸　厚朴（二者用姜汁炒）　花椒各三钱　舶上硫黄八钱（此物最少见，出自倭夷海船上作灰涂缝者佳。但人们现在已经很少看见了，都买有油的硫黄用。舶硫颜色如蜜黄，中间有金红处如七月石榴皮色，打开像水晶有光，与松脆完全不同，如石头一般坚硬的是真品）

以上七味药，共研细末，用米醋调和成两团，用白面和成面团，像烧饼包糖一样，把药裹在里面。文武火煅烧，等到白面熟了以后，去掉白面，把药研为细末，炼蜜为丸，像梧桐子大小。可以治疗多种泄泻，用米汤送服二十丸，中午空腹服用。如果是因为饮食积聚脾胃，导致脾胃气机不通所致的脘腹疼痛、饮食不消化的病证，要用盐汤送服。

泄泻无定时——摄脾丸

摄脾丸能治疗秋季脏腑虚寒，泄泻无定时。具体用法：

木香　诃子（炮去核）　厚朴（生姜汁炒）　五倍子（微炒）　白术（土炒）各等份

以上五味药，共研细末，与粟米饭共同捣成像桐子大小一样的药丸。用米汤送服，每次服十丸。

虚劳咳嗽——保救丹

保救丹能治疗秋后咳嗽，多年遇冷咳嗽，入秋复发，以及久嗽而致虚劳咳嗽、痰涎壅盛等病证。具体用法：

蛤蚧一个（男取雄腰上一截，女用雌腰下一截）　地黄一钱（熟烂如饴）　皂角二定（未经虫蛀的，烤酥，去黑皮）　杏仁二钱（在童子尿中浸泡一周，去皮尖，入蜜炒黄）　半夏三钱（用水煮，内不见白）　五味子二钱　丁香三钱

以上七味药，共研为末，炼蜜为丸，如桐子大小。饭前服五丸，用姜汤水送服。

咳嗽痰多——二仁膏

二仁膏可以治疗老年人胸膈气机阻滞，肺病咳嗽、痰多，又名生姜汤。具体用法：

杏仁四两（去皮尖）　桃仁五钱（去皮）　生姜六两（去皮切之）　甘草一钱　盐五钱

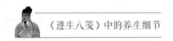

以上杏仁、桃仁和生姜，用湿纸包裹，共研细末，放入甘草与盐，在瓶内储存，用开水兑服。

第四节
冬季养生

冬季，万物萧索，草木凋零，冰冻虫伏，潜藏阳气，以待来春。人们要顺应自然界的规律，把自己也"藏"起来。情志上，要避免各种干扰刺激，处于淡泊宁静的状态；起居上，要作息有时，早睡以养阳气，日出后起床以养阴气；要注意节制房事，以固护阴精；饮食上，多吃热食和温补阳气的食物，如羊肉、狗肉、虾、韭菜、木耳等，来抵抗寒冷，同时适量加点苦味的食物，以养心气；此外，不能因为天寒地冻，忽略了冬季的运动，正所谓"冬练三九""冬天动一动，少生一场病；冬天懒一懒，多喝药一碗"。适当的运动，尤其是户外活动，可以增强身体耐寒能力以及机体抵抗力，不易患感冒、支气管炎、肺炎等病，健身的同时还能调整情绪、振奋精神，预防抑郁症的发生。

1. 冬季养生，"藏"字当头

原文 《礼记》曰："北方为冬，冬之为言中也。中者，藏也。"《管子》曰："阴气毕下，万物乃成。"《律志》曰："北方，阴也，伏也，阳伏于下，于时为冬。"蔡邕曰："冬者，终也，万物于是终也。日穷于次，月穷于纪，星回于天，数将几终。君子当审时节宣调摄以卫其生。"

立冬，水相；冬至，水旺；立春，水休；春分，水废；立夏，水囚；夏至，水死；立秋，水殁；秋分，水胎，言水孕于金矣。

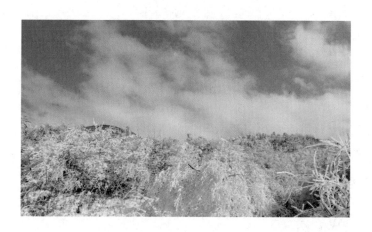

解读　立冬，在五行中属水；冬至，水气旺盛；立春，水气停止增长；春分，水气开始减弱；立夏，水气被困，不得宣发；夏至，水气开始减少；立秋，水气完全消亡；秋分，水气开始孕育，所以说到了秋分的时候，冬水孕育于秋金之中。

冬季是一个万物潜藏的季节，人们的养生也应顺应自然界闭藏的规律，不要过于宣泄精气，要以敛阴护阳为根本。

2. 面向北方，叩齿养肾

原文　当以冬三月，面北向，平坐，鸣金梁七，饮玉泉三，更北吸玄宫之黑气入口，五吞之，以补吹之损。

解读　冬天，面向北方而坐，轻叩上下门牙七次，吞咽津液三次，想象着自己吸入了北方玄宫的黑气，和着津液分五次慢慢吞下，以补充"吹"气所损伤的人体正气。

北方黑色，入通于肾，应时为冬，冬季按以上方法叩齿吞津，有健肾的功效。

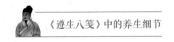

3. "吹吹"健肾又祛病

原文 治肾脏吐纳用吹法，以鼻渐长引气，以口吹之。肾病，用大吹三十遍，细吹十遍，能除肾家一切冷气、腰疼、膝冷沉重、久立不得、阳道衰弱、耳内虫鸣及口内生疮。更有烦热，悉能去之，数数吹去，相继勿绝，疾瘥则止，过多则损。

解读 治疗肾脏疾病可以用六字诀中"吹"的吐纳法。用鼻子缓慢地长吸气，用嘴发"吹"字的音。肾有病，大"吹"三十遍，细"吹"十遍，可以祛除肾脏疾病的一切冷气、腰疼、膝冷沉重、久立不得、阳气衰弱、耳内嗡嗡作响，及口内生疮，还有烦热等症。连续不断地"吹"，不可间断，病愈就停止，否则反而会造成损害。

习练"吹"字诀，能运行肾经之气，有助于清泄相火，强精固本，保养肾脏。如果肾水不足，可以用"呬"字诀来补充，因为肺为肾之母，肺属金，而金能生水；如果阴虚火旺，有口干心烦、小便赤黄而涩痛的症状，可以用"嘻"字诀来调理。但习练时，应注意掌握动作要领，循序渐进。

4. 冬季应早睡晚起

原文 冬三月，天地闭藏，水冰地坼，无扰乎阳，早卧晚起，以待日光。去寒就温，勿泄及肤，逆之肾伤，春为痿厥，奉生者少。

解读 冬天，阳气内伏，天地之气闭藏，水结成了冰，地裂开了缝，这时，尽量不要扰动人体阳气。要早睡晚起，最好是等太阳出来后再起床。早睡能保养人体阳气，晚起能躲避严寒，保持身体温暖。而且尽可能离开寒冷的地方，不要将皮肤暴露在外，否则会使肾脏受到损害，导致奉养的春生之气不足，而发为痿厥的病证。

5. 心膈有热不能发汗

原文　斯时伏阳在内，有疾宜吐，心膈多热，所忌发汗，恐泄阳气故也。宜服酒浸补药，或山药酒一二杯，以迎阳气。

解读　冬天，阳气隐伏于体内。如果身体不舒服，可服药发散。但如果心膈有热，就不能服发汗之类的药物，这样阳气会随着汗液而宣泄。应当服用有补益作用的药酒或山药酒，一天喝一两杯，以生发阳气。

6. 避免取暖太过

原文　寝卧之时，稍宜虚歇，宜寒极方加绵衣，以渐加厚，不得一顿便多，惟无寒即已，不得频用大火烘炙，尤其损人。手足应心，不可以火炙手，引火入心，使人烦躁。不可就火烘炙食物。

解读　冬天睡觉时，稍微半卧一会儿再睡。入冬之后，应在天气极冷的时候再加穿棉衣，随着气温下降，慢慢加厚，不要一次性将御寒衣服都穿上，等气温回升时再慢慢减少。冬天特别冷的时候，也不要频繁用大火取暖，这样对身体不好。人的手脚与心相应，所以不能用火烤，否则引火入心，人会觉得烦躁。同样，也不能吃用火烘烤的食物。

7. 少吃咸，多吃苦

原文　冷药不治热极，热药不治冷极，水就湿，火就燥耳。饮食之味，宜减咸增苦，以养心气。冬月肾水味咸，恐水克火，心受病耳，故宜养心。

解读　一般不用凉性的药物治极热的病，也不用热性的药物治极冷的病，

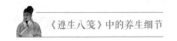

火与燥性质相近，水与湿性质相近。饮食方面，冬天要少吃咸味的食物，多吃苦味的食物，以调养心气。肾在五味喜咸，而肾在冬天极旺，肾旺则水旺，水旺就会对火不利，即水克火，对心脏不利，所以，冬季宜于补养心脏。

8. 老年人避风寒

原文 宜居处密室，温暖衣衾，调其饮食，适其寒温。不可冒触寒风，老人尤甚，恐寒邪感冒，多为嗽逆、麻痹、昏眩等疾。

解读 冬天，要住在避风寒的屋子里，衣服和被子要暖和，饮食要适度，以适应外界寒温的变化。不能在户外风寒中长时间待着，尤其是老年人，更要注意，不要被寒邪侵犯，而导致嗽逆、麻痹、昏眩等疾病。

9. 老年人少洗澡

原文 冬月阳气在内，阴气在外，老人多有上热下冷之患，不宜沐浴。

解读 冬天，阳气在内潜伏，阴气在外张扬，上了年纪的人大多都患有上热下寒之类的病，所以，不宜洗澡。但我们平时生活中，不可能做到整个冬天都不洗澡，可以尽量缩短洗澡时间，并保持室内温度适宜，避免洗澡后着凉感冒。

10. 老年人避免大汗和早出

原文 阳气内蕴之时，若加汤火所通，必出大汗。高年骨肉疏薄，易于感动，多生外疾，不可早出，以犯霜威。

解读 冬天，阳气内蕴，如果用汤药或者火攻的方法治疗，必然会出大汗，而老年人骨脆肉薄，容易带动宿疾而发病。尽量不要一大早外出，以免寒气侵入肌体。

11. 饮食养生小技巧

原文 早起服醇酒一杯以御寒，晚服消痰凉膈之药，以平和心气，不令热气上涌。切忌房事，不可多食炙煿、肉面、馄饨之类。

解读 冬天每天早上起来，喝一杯醇酒来御寒。晚上服些清热化痰、凉膈之类的药物以调理心气，别让体内的热气上涌心胸。入冬后，切忌房事。尽可能少吃烧烤油炸、肉食、面食、馄饨之类的食物。

12. 睡觉的宜与忌

原文 《云笈七签》云："冬月夜卧，叩齿三十六通，呼肾神名以安肾脏，晨起亦然。"

"冬夜卧，被盖太暖，睡觉即张目吐气，以出其积毒，则永无疾。"

"冬卧头向北，有所利益。宜温足冻脑。"

"冬夜不宜以冷物铁石为枕，或焙暖枕之，令人目暗。"

《金匮要略》曰："冬夜伸足卧，则一身俱暖。"

《书》云："冬时，忽大热作，不可忍受，致生时患，故曰：冬伤于汗，春必温病（神名玄真）。"

解读 冬天睡觉前和早晨起来，轻叩牙齿三十六次，可以调养肾气。如果睡觉时被子盖得太暖和，清晨醒来时，要立即睁眼并吐气，以吐出体内积存的毒热邪气，这样就不容易生病了。

冬天睡觉时，头应朝北方，对身体有好处。脚宜暖和，头部则稍受些冻。睡觉时两脚伸直，一夜都会暖和。睡觉时不宜用铁石等冰冷的物体当枕头，或者将

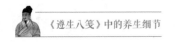

枕头烤热再枕，这样会使人双目昏暗、视物不清。冬天如果突然间感到极热无比并难以忍受，就容易引发流行性疾病。即：冬季发汗太多，春天一定引发温病。

13. 饮食的宜与忌

原文 《云笈七签》云："冬气寒，宜食黍，以热性治其寒，禁炙饮食并火焙衣服。"

"冬夜漏长，不可多食硬物并湿软果饼。食讫，须行百步摩腹法，摇动令消，方睡。不尔，后成脚气。"

"大雪中跣足做事，不可便以热汤浸洗。触寒而回，寒若未解，不可便吃热汤热食，须少顷方可。"

《金匮要略》曰："冬三月，勿食猪羊等肾。"

《本草》曰："冬月不可多食葱，令人发疾。"

解读 冬天天气寒冷，适宜吃黄米，因为黄米本身具有热性，能以热性祛除寒冷。不能吃用火烤熟的食物。冬天夜晚比较长，不要吃太多坚硬的食物以及湿软的果饼。饭后可用百步摩腹法，来帮助消化。如果马上上床睡觉，容易发生脚气病。

冬天冒寒回家后，如果寒气还没完全消散，不能立即喝热汤（包括开水）、吃热饭，要等寒气消了再吃。冬天，不要吃猪、羊的肾脏，不要多食葱。

14. 冬天的保健药酒

原文 《备急千金要方》曰："冬三月宜服药酒一二杯，立春则止。终身常尔，百病不生。"

《纂要》曰："钟乳酒方，服之补骨髓，益气力，逐寒湿。其方：用地黄八两，巨胜子一升，熬捣烂。牛膝四两，五加皮四两，地骨皮四两，桂心二两，防风二两，仙灵脾三两。钟乳粉五两，甘草汤浸三日，更以牛乳一碗，将乳石入瓷瓶浸过，于饭上蒸之。乳尽倾出，暖水淘尽碎研。右诸药为中末，用绢囊盛浸好醇酒三斗坛内，五日后可取服之。十月初一日服起，至立春日止。"

《琐碎录》曰："冬月勿以梨搅热酒饮，令人头旋，不可支吾。"

解读

冬天，适宜每天服一两杯药酒，一直喝到立春。每年都这样坚持的话，就不易生病。比如按照以下方法喝钟乳酒，可以补益骨髓，增加气力，祛除寒湿。

用地黄八两，巨胜子一升，熬过之后捣烂。将牛膝四两，五加皮四两，地骨皮四两，桂心二两，防风二两，淫羊藿三两，钟乳粉五两，甘草汤浸3天。将乳石放入瓷瓶里，用一碗牛奶浸泡，然后放到饭上蒸，牛奶蒸干后将乳石倒出，用热水淘洗干净，研碎。再将各种药物共研细末，装到绢袋里，将袋口扎紧，放进装有三斗上等醇酒的坛子里，5天之后就能服用了。从十月初一开始，一直服到立春为止。

冬天，不能用梨伴着热酒喝，会让人头脑昏旋，不能站立。

15. 巧用三方改善冬季便秘

冬季气候寒冷，人们会经常服用温补燥热之品以祛寒，这样容易伤阴耗津，而致大便干燥，服用通便之药时，须注意中病则止，即服药后症状消失，就要及时停药，防止用药太过，否则更易损伤人体阴津阳气。其中，附子治疗热秘之方较为罕见，书中热秘方当属变法，须谨慎使用。而且在服用之前，需要咨询专业中医药人士，并结合自身实际情况调整。

陈橘丸

陈橘丸可以治疗大肠风燥、气秘等疾病。具体用法：

陈橘皮一两（去白）　槟榔五钱　木香五钱　羌活五钱　青皮五钱　枳壳五钱（麸炒）　不蛀皂角两挺（去皮，酥炙黄）　郁李仁一两（去皮尖，炒黄）　牵牛二两（炒）

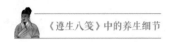

以上九味药，共研细末，入蜜为丸，丸如桐子大小。每次服二十丸，吃饭前用生姜汤送下。如果效果不明显，可加至三十丸，直到大便通畅为度。

搜风顺气牵牛丸

搜风顺气牵牛丸可以治疗邪热壅滞导致的大便不畅快、大便秘结，以及热毒导致的皮肤生疮等病。具体用法：

牵牛二两（用饭蒸） 木通一两 青橘一两（去穰） 桑白皮一两 赤芍一两（炒） 木香五钱

以上六味药，共研细末，炼蜜为丸，丸如桐子大小，用酒送服十五丸，每天加一丸，至二十丸止。如果治疗妇女血气不通所致的胃脘及腹部疼痛，可以用醋汤送服。

解老人热秘方

大附子一个八九钱重

上药烧灰存性，研为细末，每次服一钱，用热酒调服。

第二章

起居怡情养生

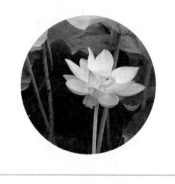

在喧嚣的现代尘世中，人们应该从纷繁世事中解脱出来，不刻意争权夺势，不艳羡荣华富贵，不因外在纷扰的人事牵动内心情志，时刻保持无欲无求、恬淡平和的心境。同时降低自己的物质享受，回归清简的生活。此外，选择适合于身心健康和行为需求的最佳环境，仁者乐山怡情，智者乐水养性，保持心境的纯净高远是养神养性、身心康健的关键。

第一节
知足，才能常乐

原文 高子曰：古云："得一日闲方是福，做千年调笑人痴。"又云："人生无百年，长怀千岁忧。"是为碌碌于风尘，劳劳于梦寐者言耳。吾生七尺，岂不欲以所志干云霄，挟剑寒星斗耶？命之所在，造化主宰之所在也，孰与造化竞哉？既不得于造化，当安命于生成，静观物我，认取性灵，放情宇宙之外，自足怀抱之中，狎玩鱼鸟，左右琴书。外此何有于我？若彼潜形，追鹿豕，浪游乐志，共烟霞沉醉。洁身者乃负甑而逃，抱道者以图形为耻。岂果不以华彩为荣，甘以寂寞为乐哉！是皆不得于造化，意富贵之畏人，不如贫贱之肆志，故能弃众人之所取，取众人之所弃耳。味无味于虚无之渊，忘无忘于玄冥之府，身居尘俗，志横两间，居在山林而神浮八极，何能使生为我酷，形为我毒，身为我桎梏，乃踽踽凉凉，为造物哂哉？乐恬逸者，当与把臂作謦咳语。

解读 古人言："得一日闲方是福，做千年调笑人痴。"又说："人生无百年，长怀千岁忧。"这是对那些常年累月辛勤奔波、对功名利禄梦寐以求的人而言的，他们总在名利得失上打自己的小算盘，根本没有心情去体会一日之闲的乐趣。我们每个人都心存梦想，都希望为它付出努力，最终实现它，但是我们又不得不承认，生命中并非所有的事情都能心随所愿，我们需要冷静地看待自己的内心世界和周围环境，认清其中的性灵，放情于宇宙之外，自足于怀抱之中，和鱼鸟为乐，与琴书为伴。

有句俗语说得好"人心不足蛇吞象"，一个人如果只看到自己没有的，就只会令自己郁闷，自寻烦恼。追名逐利一直是很多人的梦想，他们原本是为了让自己更快乐，却在追寻的过程中丧失了原本的快乐，即使后来成功拥有了名和利，也是不快乐的，何苦呢？很多人为了名利放下亲情、友情，等到后来才明白这些才是人生最重要的。

第二节
家，不需华丽，只需宜居

"我想要有个家，一个不需要华丽的地方"，当年潘美辰一首《我想有个家》唱出了多少人的心声，一个温馨、舒适的家是多少人梦寐以求的地方。家是人们日常生活安乐的基础，从中寻求养生延年之效是十分必要的。

首先，着眼于日常室内生活事宜，构建舒适、健康的环境。

第一，应保持室内的空气流通，多开窗通风，如果通风不良，会导致室内空气污浊，人长期生活在这样的环境中，易患疾病。

第二，应恰当地调节室内湿温度，不宜过高或过低。人体的舒适感是温度和湿度两种因素综合作用的结果，如其中任何一种因素有所偏颇，便会引起身体不适。

第三，保持室内光线充足、防潮等也是人们在居室建置中应考虑的因素。不仅如此，还要配以古玩古器、书画点缀其间，用以愉悦精神，为生活增添乐趣。

其次，居室的外部建筑格局也在一定程度上影响着人的身心健康。理想的养生居室，外部环境应该清洁、宁静，周围应有许多花草树木，居室和自然融合为一，可以从中获得无限自然的生机。因此，良好的居室内外环境，不仅能够营造出美好的适居之处，还对健康有积极的影响，从而达到养生怡性、延年益寿的目的。

1. 防潮的煴阁

原文　南方暑雨时，药物、图书、皮毛之物皆为霉潦坏尽。今造阁，去地一丈有多，阁中循壁为厨二三层，壁间以板弭之，前后开窗，梁上悬长笮，物可悬者，悬于笮中，余置格上。天日晴明，则大开窗户，令纳风日爽气。阴晦则密闭，以杜雨湿。中设小炉，长令火气温郁。又法：阁中设床二三，床下收新出窑炭实之。乃置画片床上，永不霉坏，不须设火。其炭至秋供烧，明年复换新炭。床上切不可卧，卧者病暗，屡有验也。盖火气所烁故耳。

解读　南方雨季的时候，屋内的各种物品，比如药物、图书、皮毛等都会受潮损坏。因此，楼阁的建造要以防潮为目的，楼阁离地面要有一丈多高，阁楼的四面墙壁设二三层书橱，前后都开窗，梁上可以悬挂晒谷物的农具，能挂的东西都挂在梁上，其余的就放置在格子上。天晴的时候，打开窗户，让阁中空气流通。阴天时关好窗户，防止雨水打湿楼阁。阁中放一个小炉，要经常保持炉子的温度。还有一种方法：楼阁里放二三张床，床下铺上新出窑的炭以保持干燥，再将画片放在床上，就永不受潮损坏，但一定要保证不能有火。秋天可以烧这些炭来取暖，第二年再重新换炭。千万不能在床上睡卧，容易生病，大概是火气所攻的缘故吧。

2. 才学不佳者莫入清秘阁

原文　清秘阁尤胜，客非佳流，不得入。堂前植碧梧四，令人揩拭其皮。

每梧坠叶，辄令童子以针缀杖头，亟挑去之，不使点污，如亭亭绿玉。苔藓盈庭，不容人践，绿褥可爱。左右列以松桂兰竹之属，敷纡缭绕。外则高木修篁，郁然深秀。周列奇石，东设古玉器，西设古鼎尊罍，法书名画。每雨止风收，杖履自随，逍遥容与，咏歌以娱。望之者，识其为世外人也。

解读 清秘阁是宋末元初著名书画家倪瓒的藏书阁。清，纯的意思；秘，稀的意思，清秘阁意即纯正稀少的书画宝物都藏在此阁之中。才学不佳的话，最好不要进入这样的楼阁。清秘阁堂前种植四株碧梧，每天都有人擦拭树干，梧树的叶子落下时，童子以极快的速度用拐杖上的针挑开，不让叶子沾上污点，叶子便会如亭亭碧玉。苔藓盈庭，不让人践踏，一直绿褥可爱。四周种植的松、桂、兰花、清竹等植物，使之回旋缭绕。外侧是高树、修竹之属，蔚然深秀。奇石也罗列四周，堂的

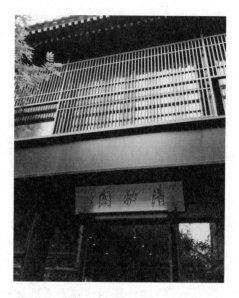

东边设置古玉器，西边设置古鼎尊罍、书法、名画。每逢雨止风收之时，拄杖缓行，逍遥自在，咏歌自娱。生活在这样的楼阁中，就像生活在世外桃源一般，心境平和、逍遥洒脱。

3. 可移动的观雪庵

原文 长九尺，阔八尺，高七尺，以轻木为格，纸布糊之，以障三面。上以一格覆顶面，前施帏幔，卷舒如帐。中可四坐，不妨设火餐具，随处移行，背风帐之，对雪瞻眺，比之毡帐，似更清逸。施之就花，就山水，雅胜之地，无不可也。谓之行窝。

解读　观雪庵长九尺、宽八尺、高七尺，用轻木做格子，纸或布糊在格子上，遮挡住三面。上面再用一格覆盖顶面，前面挂一帘帷幔，像帐门一样卷舒。中间有四个座位，也不妨碍再摆设炉具和食具。这个庵能够随处移动，在背风的地方可以张开，瞻眺雪景，比毡帐更显得清逸。依山傍水的地方都能用，所以称为"行窝"。这样的设计既得雅趣，又注重在不同气候环境下对身形的养护，可谓鱼和熊掌兼得啊！

4. 清秀高雅的松轩

原文　宜择苑圃中向明爽之地构立，不用高峻，惟贵清幽。八窗玲珑，左右植以青松数株，须择枝干苍古，屈曲如画，有马远、盛子昭、郭熙状态甚妙。中立奇石，得石形瘦削，穿透多孔，头大腰细，袅娜有态者，立之松间，下植吉祥、蒲草、鹿葱等花，更置建兰一二盆，清胜雅观。外有隙地，种竹数竿，种梅一二，以助其清，共作岁寒友想。临轩外观，恍若在画图中矣。

解读　建松轩的位置要有所选择，一般是在园中明亮干燥的地方，用不着建得高大雄壮，只贵在清幽。而且要八窗玲珑，左右种植几株青松，必须选用枝干苍古屈曲如画的，有如画家马远、盛子昭、郭熙笔下形态者更妙。中间立以奇石，用石形瘦削、穿透多孔、头大腰细、袅娜多姿的立在松间，下面种植吉祥、蒲草、鹿葱等花，还要置建兰一两盆，显得清胜、雅观。外边的空地，种一些竹和一两株梅花，可以衬托出它的清秀高雅，并以岁寒三友相待。临轩观景，恍惚置身于书画之中，忘却外界繁杂之事，尽享这份宁静和安逸。

第三节
选择居住之处，谨记避风如避箭

原文 《保生要录》曰："人之家室，土厚水深，居之不疾，故人居处随其方所，皆欲土厚水深。土欲坚润而黄，水欲甘美而清。常坐之处，极令四面周密，勿令少有细隙，致风得入，壁间风峻，人不易知，其伤人最重，初时不觉，久能中人。夫风者，天地之气也，能生成万物，亦能损人，有正有邪故耳。初入腠理，渐至肌肤，内传经脉，达于脏腑，传变既深，为患不小。故云：避风如避箭。盛暑所居两头通屋，巷堂夹道，风回凉爽，其为害尤甚，养生者当更慎之。"

解读 居住的房子要建在土厚水深的地方，因为土坚润则黄，水甘美则清，住在这里的人就不会生病。常坐的地方，四周要密实，不能有缝隙，因为从缝隙里透过的风危害很大，人又不易察觉，但伤人却很严重。刚开始感觉不到，久而久之，就慢慢让人生病。风是天地之气，既有正也有邪，既能生万物，也能使人患病。初起进入人体腠理，渐入肌肤，内传至经脉，再侵入到脏腑，侵入很深，危害不小。所以说避风如避箭。居住的房子，如果两头通屋，弄堂夹道，盛夏时风会很凉爽，这种人们常说的穿堂风，其危害更明显，养生更应该谨慎，不能在这种穿堂风下睡卧，很容易生病。

第四节
早晚作息之养生撷要

以下介绍一些简便易行、切实有效的睡眠养生保健方法。首先，提倡起居规律，"早晚有时"，保证充足和高效的睡眠。在此基础上，用一些简单的导引按摩方法来疏通经络、补气养精、调神健身，比如：双掌搓热摩擦迎香穴处、温手熨两目、鸣天鼓、叩齿、咽津等。其次，重视饮食养生，进而促进睡眠。在一天的饮食中，早餐喝适量稀粥，佐以蔬菜；午餐，因人食量而定，清淡饮食，不宜食用肥甘厚味；晚餐应少量进食，禁食难以消化的食物，也可以适量饮酒，以调和血脉。总之，定时定量的清淡饮食，能够使人体的肠胃升降有序，阴阳调和，有助于睡眠。

1. 起床之前做做这些事

原文 高子曰：恬养一日之法：鸡鸣后睡醒，即以两手呵气一二口，以出夜间积毒。合掌承之，搓热，擦摩两鼻旁，及拂熨两目五七遍。更将两耳揉捏扯拽，卷向前后五七遍。以两手抱脑后，用中食二指弹击脑后各二十四。左右耸身舒臂，作开弓势，递互五七遍后，以两股伸缩五七遍。叩齿，漱津满口，作三咽，少息。

解读 每天早上醒来以后，呵一两口气，呵气时，用双手接住，然后将双掌互相搓热，轻轻地摩擦鼻子两边，再将手掌拂熨在两眼上5~7遍，轻轻地揉、捏、扯、拽两耳，分别向前后卷5~7遍。再将两手抱于后脑，用中指、食指弹击后脑，各二十四下。然后左右耸肩舒臂，作开弓势，交替做5~7遍后，再屈伸两腿5~7遍。之后轻轻叩击牙齿，等到嘴里都是津液后，分三次咽下，这时候可以稍微休息一下。如果每天都能坚持这样做，时间久了对身体是有好处的。

2. 起床之后做做这些事

原文 因四时气候寒温，酌量衣服，起服白滚汤三五口，名太和汤。次服平和补脾健胃药数十丸。少顷进薄粥一二瓯，以蔬菜压之。勿过食辛辣及生硬之物。起步房中，以手鼓腹行五六十步。或往理佛，焚香诵经，念佛作西方功德。或课儿童学业，或理家政。就事欢然，勿以小过动气，不得嗔叫用力。杖入园林，令园丁种植蔬菜，开垦沟畦，芟草灌花，结缚延蔓，斫伐横枝，毋滋冗杂。

解读 起床时，根据春夏秋冬气候的变化，酌情加减衣服。起床后，喝三五口白开水，称为太和汤。然后服数十丸平和补脾健胃药。过一会儿，喝一两碗稀粥，再吃些蔬菜，但不要多吃辛辣及生硬的食物。然后在房间里踱步，同时用手轻轻拍打腹部，大概踱行五六十步即可。接着可以做一些轻松的家务活儿，要保持轻松快乐的情绪，不要因一点小事就动怒。也可以到户外公园里或者绿树成荫的地方，呼吸一下新鲜空气，让自己不要过多地置身于繁杂事物中。

3. 午饭前后做做这些事

原文 时即采花插瓶，以供书斋清玩。归室宁息闭目，兀坐定神。顷就午餐，量腹而入，毋以食爽过多，毋求厚味香燥之物以烁五内。食毕，饮清茶一二杯，即以茶漱齿，凡三吐之，去牙缝积食。作气起，复鼓腹行百余步而止。或就书室，作书室中修行事。或接客谈玄，说闲散话。毋论是非，毋谈权势，毋涉公门，毋贪货利。或共客享粉糕面食一二物，啜清茗一杯，忌食水团粽子油炸坚滞腻滑等食。起送客行，或共步三二百步归，或昼眠起，或行吟古诗，以宣畅胸次幽情，能琴者抚琴一二操。时自酌量身服，寒暖即为加减，毋得忍寒不就增服。于焉杖履门庭林薄，使血脉流通。

解读 繁华似锦的夏季，可以采摘一些漂亮的花插入花瓶，以供书斋清赏。回家后，宁息闭目，静坐定神。过一会儿再吃午餐，午餐要适量，不要因为食物好吃就不加节制，也不要贪食厚味及香燥之类的饮食。吃完后，喝一两杯清茶，再用茶漱口，三漱三吐，这样可漱去牙齿间的积食。然后配合呼吸，边走边轻轻地拍打腹部，走百余步再停下来。然后，既可以在书房里学习、看书；也可以和朋友们一起聊天，但不要谈论他人是非，不要谈及权势，不可涉及公门事务，不能贪谋他人财利；或者与朋友们一起品尝点心，再喝杯清茶，要忌食水团、粽子、油炸、坚滞、腻滑之类的食物。之后再走二三百步，然后午睡一会。午睡起来后，行吟古诗，以宣畅胸中的幽情。会弹琴的人，可弹奏一两首。此时，要根据气温变化，随时增减衣物，然后到户外公园或者小树林里散散步，让周身气血流通。

4. 晚饭后做做这些事

原文 时乎晚餐，量腹饥饱，或饮酒十数杯，勿令大醉，以和百脉。篝灯冬月看诗，或说家。一二鼓始就寝，主人偃卧，可理家庭火盗生发。睡时当服消痰导滞利膈和中药一剂。心头勿想过去未来，人我恶事，惟以一善为念，令人不生恶梦。房中暗灯上置茶汤令暖，以供不时之需。榻前时焚苍术诸香，勿令秽污，以辟不祥。

夏月不可用水展席，冬月不可以火焙衣，二事甚快一时，后日疾作不浅。老人衰迈，冬月畏寒，可以锡造汤婆注热水，用布囊包以避湿，先时拥被团簇，临睡甚暖，又可温足，且远火气。

此吾人一日安乐之法，无事外求之道，况无难为，人能行之，其为受福，实无尽藏也。是非养寿延年之近者欤？毋以近而忽之，道不在远，此之谓耳。

解读 晚餐更要注意不能暴饮暴食，要控制饮食。根据饥饱的情况，喝几杯小酒，以通和百脉，但不要喝醉。冬天，坐在火炉、暖气边，看看小说，消遣一会儿，10点左右服一剂消痰导滞利膈的中药，然后准备睡觉。这个时候，心里就不要再想过去或者未来的事情，不管是别人的还是自己的，都只以一善为念，这样才能不做恶梦。卧室里常备一杯热水，以备夜里口渴之需。床前常点苍术等香，净化屋内空气。

夏天天热，不能用水打湿席子；冬天天冷，不能用火烘烤衣服，这些都是贪得一时之快，但日后必然会引发一些严重的疾病。年老者身体衰老，冬天更加怕冷，可以在没睡的时候，把暖水袋放进被子里，等上床睡时床铺也就暖和多了，睡了以后还能暖水袋暖脚，这样做还远离了火气。

以上这些，既不需要借助别人的帮助，而且又不难做到，所以，人人都可以奉行这个法则，我们千万不要因为这个法则太方便容易就忽视它。所谓道不在远，却常常在我们身边。

第五节
卧具舒适，睡眠得宜

因睡卧用具直接影响睡眠的深度和质量，所以，必须打造一个优质、舒适的睡眠休憩环境，从而达到睡眠养生的功效。下面给大家介绍一些质地舒适、蕴含丰富中医药理论的坐卧休憩用具，现在仍然适用。比如说：简便易造而且冬夏皆宜的床榻、虚软温暖又长期适用的被褥；具有明目益眼作用的磁石枕，对于夏季或肝阳上亢病人适用的菊花枕，内含32种中药材、能延年益寿保健的药枕。除此之外，还有一些实用有效、促进睡眠的用具，如椅子，因其高度和制作适宜巧妙，有助于血液循环；凳子，可按摩涌泉穴，使填补肾经，水火既济，阴阳相交，能使人安然入梦。

1. 冬夏两用的二宜床

原文 二宜床　式如常制凉床，少阔一尺，长五寸，方柱四立，覆顶当做成一扇阔板，不令有缝。三面矮屏，高一尺二寸作栏。以布漆画梅，或葱粉洒金亦可。下用密穿棕簟。夏月内张无漏帐，四通凉风，使屏少护汗体，且蚊蚋虫蚁无隙可入。冬月，三面并前两头作木格七扇，糊以布骨纸面，先分格数凿孔，俟装纸格以御寒气。更以冬帐闭之，帐中悬一钻空葫芦，口上用木车顶盖，钻眼插香入葫芦中，俾香气四出。床内后柱上钉铜钩二，用挂壁瓶。四时插花，人作花伴，清芬满床，卧之神爽意快。冬夏两可，名曰二宜。较彼雕銮蜘嵌，金碧辉映者，觉此可久。

解读 二宜床的样式跟平常的凉床没什么两样，只是宽度短了一尺，长度短了五寸，四边是立方柱，用无缝的阔板作顶盖。矮屏高一尺二寸，围三面作栏，用布漆画梅，或葱粉洒金，下面用棕竹席密穿。

夏天应挂蚊帐，四通凉风，使屏稍微护住汗体，而且蚊虫蚂蚁也无隙可入。

冬天，在三面并前两头作七扇木格，糊上布骨纸面，先分格凿数孔，再装上纸格以防御寒气，外面用冬帐围闭。

帐中悬挂一个钻空的葫芦，口上用木车顶盖着，钻眼后在葫芦中插香，使香气四溢。床内的后柱上钉两个铜钩，用来挂壁瓶，以便四时插花，人花相伴，清芳满床，躺卧时，令人神爽意快。

这种床冬夏两季都适宜，故称为二宜，同那些雕銮蜘嵌、金碧辉映的布置相比，更久经耐用。

2. 能明目益睛的石枕

原文　石枕　枕制不一，即石枕，虽宋瓷白定居多。有尸枕，亦旧窑者，长可一尺，古墓中得之，甚不可用。有特烧为枕者，长可二尺五寸，阔六七寸者。有东青瓷锦上花者，有划花定者，有孩儿捧荷偃卧，用花卷叶为枕者。此制精绝，皆余所目击，南方一时不可得也。有用瓷石为枕，如无大块，以碎者琢成枕面，下以木镶成枕，最能明目益睛，至老可读细书。有菊枕，以甘菊作囊盛之，置皮枕、凉枕之上，覆以枕席，睡者妙甚。

解读　石枕的制式各不相同，宋瓷白定窑产的居多。有一种尸枕，多为旧窑产的，长一尺左右，是从古墓中得到的，不能用。有特烧为枕的，长二尺五寸，宽六七寸的。有东青瓷锦上花的，有刻花定的，有孩儿棒荷仰卧、用荷卷叶为枕的，这些制式都很精绝，在南方一时不可求得。有用瓷石为枕的，如无大块的，可以用小的雕琢成枕面，下面用木镶成枕，能够明目益睛，到老了都能看清小字。还有菊枕，用布囊装上甘菊，放在皮枕、凉枕上，盖上枕席就行，《本草纲目》记载菊花枕可明目。

3. 有着神奇功能的女廉药枕

原文　女廉药枕神方　用五月五日、七月七日取山林柏木，锯板作枕，长一尺三寸，高四寸，以柏心赤者为之。盖厚四五分，工制精密，勿令走气，又可启闭。盖上钻如粟米大孔三行，行四十孔，凡一百二十孔，内实药物二十四品，以按二十四气。计用飞廉、薏苡仁、款冬花、肉苁蓉、川芎、当归、白芷、辛夷、白术、藁本、木兰、蜀椒、官桂、杜蘅、柏实、秦椒、干姜、防风、人参、桔梗、白薇、荆实、蘼芜、白蘅各五钱；外加毒者八味以应八风：乌头、附子、藜芦、皂角、菌草、矾石、半夏、细辛。上总三十二物，各五钱，咬咀为末，和入枕匣装实，外用布囊缝好。枕过百日，面有光泽；一年，体中风疾一切皆愈，而且身香；四年，发白变黑，齿落更生，耳目聪明，神方秘验。此方乃女廉以传玉青，玉青传于广成子，圣圣相传，不可轻忽。常以密袱包盖，勿令出气。

解读 女廉药枕神方，是用五月初五、七月初七，在山林中伐取的柏木，最好是赤心的柏木，锯成板制成木枕，长一尺三寸，高四寸，盖子厚四五分，做工要精致，不能漏气，还能开关自如。盖子上钻三行粟米大的孔，每行40孔，总共120孔。

木枕里装24种药物，以合二十四节气。这些药物分别是：

漏芦、薏苡仁、款冬花　肉苁蓉、川芎、当归、白芷、辛夷、白术、藁本、木兰、蜀椒、官桂、杜蘅、柏实、秦椒、干姜、防风、人参、桔梗、白薇、荆实、蘼芜、白蘅各五钱。

另外，加毒者八味以应八风：乌头、附子、藜芦、皂角、莔草、矾石、半夏、细辛。

上述总共32种药物，各五钱，捣成细末，混合后放入枕匣装实，外面用布囊缝好。枕着这样的药枕睡觉，一百天后，面容会有光泽；一年后，体内的一切风病都会痊愈，而且身上有香味；四年后，白发变黑，齿落新生，耳聪目明。这个神方很灵验，是女廉传给玉青，玉青再传给广成子，世代相传，不可轻易忽视。此药枕要常用布袱包严，不能让它漏气。

4. 虚软温暖的蒲花褥

原文 九月采蒲略蒸，不然生虫，晒燥，取花如柳絮者，为卧褥或坐褥。皆用粗布作囊盛之，装满，以杖鞭击令匀，厚五六寸许，外以褥面套囊，虚软温燠，他物无比。春时后，去褥面出囊，炕燥收起，岁岁可用。

解读 蒲花褥的做法是：把九月采的蒲稍稍蒸一下，这样蒲不会生虫，晒干后，取如柳絮样的花，做成卧褥或坐褥，都用粗布作囊，把蒲和花装满后，用杖击打使其均匀，厚五六寸，外用褥面套囊，虚软温暖，他物不能比。春天过后，去掉褥面，把囊袋烘干，收起，每年都可以这么重复使用。

5. 靠背是荷花状的椅子

原文　仙椅　臞仙云：默坐凝神运用，须要座椅宽舒，可以盘足后靠。椅制：后高扣坐身作荷叶状者为靠脑，前作伏手，上作托颏，亦状莲叶。坐久思倦，前向则以手伏伏手之上，颏托托颏之中，向后则以脑枕靠脑，使筋骨舒畅，血气流行。

解读　修炼时需安静地坐着，凝心聚神，必须要保证座椅宽舒，又可以盘脚靠背。这种仙椅的做法是：后面要高，靠背雕成荷花形状，便于头靠在这个位置，前面做扶手，上面的托颏也应当是莲叶的形状。久坐思倦，向前倾可以把手放在扶手上，下巴可以托在托颏中；向后倒，头可以枕在靠上，这样可使筋骨舒畅，血气流通。

6. 一张不能坐的凳子

原文　滚凳　涌泉二穴，人之精气所生之地，养生家时常欲令人摩擦。今置木凳，长二尺，阔六寸，高如常，四程镶成。中分一档，内二空，中车圆木二根，两头留轴转动，凳中凿窍活装。以脚踹轴滚动，往来脚底，令涌泉穴受擦，无烦童子，终日为之便甚。

解读　滚凳的做法是：先用一个木凳，长二尺，宽六寸，高跟平常的木凳一样，用四个横木镶成中分一档，内二空，中间用圆木两恨，两头留轴转动，凳中凿空活装。用脚踩轴滚动，往来脚底，涌泉穴会受到摩擦，这样就不需要劳烦他人，很方便。涌泉穴，是人的精气所生之地，注重养生的人会经常摩擦这个穴位。

第六节
顺应四时，游山玩水，养生之妙道

旅游是一项有益于身心健康的放松活动。人们可在四时不同季节，前往景色秀美的大好河山中，呼吸新鲜空气，活动身体，可使体内气血通畅，阴阳平衡，舒畅情志，怡悦身心。不仅如此，出去游览还可以让久在都市的身心换一个贴近自然的环境，令尘世中扰动不安的心绪能归于沉静。人的精神更可以随着四时自然不同景物的变化，领略大自然中源源不断的生命活力，最终得以陶冶情操、强身健体、养生安寿。

1. 春季郊外踏青

原文 高子曰：时值春阳，柔风和景，芳树鸣禽，邀朋郊外踏青，载酒湖头泛棹。问柳寻花，听鸟鸣于茂林；看山弄水，修禊事于曲水。香堤艳赏，紫陌醉眠。杖钱沽酒，陶然浴沂舞风；茵草坐花，酣矣行歌踏月。喜鸂鶒之睡沙，羡鸥凫之浴浪。夕阳在山，饮兴未足；春风满座，不醉无归。此皆春朝乐事，将谓闲学少年时乎？

解读 春天，正当风和日丽、芳树鸟鸣的时候，邀请朋友到郊外踏青，携酒泛舟于湖上。在湖岸边散步，一边赏花观柳，一边听林中的鸟儿鸣唱；或者自由自在地欣赏山水。此刻，湖堤弥漫着令人羡慕的香气，是让人欣赏的艳丽景色，阡陌出现令人陶醉的紫色。一路上，心情喜悦，沐浴在沂水之中，在清风下起舞；坐在青草地上赏花，尽兴了便踏着月色歌唱。既喜爱睡沙的鸂鶒，又羡慕浴浪的鸥凫。而这个时候，夕阳即将落山，但酒意仍浓，再加上春风满座，又怎能不喝醉就回家呢？这些都是春天的乐事，且称之为闲学少年时吧！

2. 夏季放眼高歌

原文　夏月则披襟散发，白眼长歌，坐快松楸绿荫，舟泛芰荷清馥，宾主两忘，形骸无我。碧筒致爽，雪藕生凉。喧卑避俗，水亭一枕来熏；疏懒宜人，山阁千峰送雨。白眼徜徉，幽欢绝俗，潇骚流畅，此乐何多？

解读　夏天，披衣散发，放眼高歌，很惬意地坐在松树和楸树的绿荫下，或泛舟于湖中，呼吸菱角、荷花的清香，此时此刻，忘却了内心和形体，仿佛连自己都不存在了。碧绿的竹筒，使人感到清爽；雪白的莲藕，让人清透肺腑。避开喧闹和尘欲，头枕香枕睡于水亭；懒洋洋地让人感觉快意，此刻千峰向山阁送来清凉的雨。再放眼观景，逍遥自在，无拘无束，幽欢绝俗，流畅而又潇洒，像这样的快乐何其多啊！

3. 秋季野外雅闲

原文　秋则凭高舒啸，临水赋诗，酒泛黄花，馔供紫蟹。停车枫树林中，醉卧白云堆里。登楼咏月，飘然元亮高闲；落帽吟风，不减孟嘉旷达。观涛江渚，兴奔雪浪云涛；听雁汀沙，思入芦花夜月。潇骚野趣，爽朗襟期，较之他时，似更闲雅。

解读　秋天，登高放歌，临水赋诗，饮美酒，食紫蟹；把车停在枫林中，醉卧在白云之下。或者登楼咏月，飘然如高闲的元亮；或者落帽吟风，旷达不减当年的孟嘉。观看江渚的浪涛，心志同雪浪云涛相伴；耳听沙州上宿雁的鸣声，心思与芦花夜月共梦。潇洒的野外情趣，使心胸感到爽朗，与其他时间相比，似

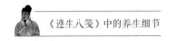

乎更加雅闲。

4. 冬季赏梅观雪

原文 冬月则杖藜曝背，观禾刈于东畴；策蹇冲寒，探梅开于南陌。雪则眼惊飞玉，取醉村醪；霁则足蹑层冰，腾吟僧阁。泛舟载月，兴到郊溪，醉榻眠云，梦寒玄圃，何如湖上一蓑，可了人间万事。

解读 冬天，挂着拐杖在田埂上一边晒着太阳，一边看东边的田里收割的谷子，或者骑驴冒着寒冷，去南边的田埂上欣赏盛开的梅花。赶上下雪的时候，满眼飞玉，就躲在村子里饮酒取醉；等到雪后天晴，走过冰河，在僧阁上腾吟诗歌。或者在湖上泛舟，直到月亮升起，当雅兴来了，即便到了家门口也不回去。醉卧在床榻上，梦见寒冷的天庭，何不如湖上独钓的高人，了结人间万事。

第七节
趋吉避凶，防患于未然

我们在日常生活中要注意避忌事宜，这对于现代社会而言仍然很有必要。如：注意五脏的喜恶。五脏不仅各有所喜，而且各有所恶，表现的证候亦不同，因此，要在生活中了解它们，尊重它们，尽量避免伤害五脏的坏习惯发生。

在现代生存环境和生活方式下，一些不良的生活习惯往往潜移默化地殃及人体的脏腑，进而威胁到身体健康。在这种情况下，更应注意从日常生活的方方面面对脏腑进行养护，防止损害五脏的情况发生。

1. 顺天时自然之道是养生的准则

原文 圣人曰:"勿怨天。"又曰:"君子敬天之威,则省其过咎而改之。"故吾人起居,不知三才避忌,必犯灾害,何以能安乐哉?

故人当勿指天为证,勿怒视日月星辰。行住坐卧莫裸体,以亵三光。勿对三光濡溺,勿月下欢淫,勿唾流星,勿久视云汉。大风大雨大雷大雪大露不可出行,当静坐敬畏。勿嗔怨风雨,勿指虹霓。重雾三日必大雨,未雨不可出行。雷鸣勿仰卧,远出触寒而归,勿面向火,勿就吃热食。衣湿汗即脱,勿开口喝冷。大寒大暑勿可出入。伏热者勿骤饮水,冲寒者勿骤饮汤,勿渍寒而寝。日出则出,日入则入,朝出莫饥,暮息莫饱。朔不可泣,晦不可歌。此天时避忌之要略也。

解读 圣人说:"不要怨天。"又说:"君子敬重上天的威德,并经常反省自己的过失并及时纠正。"所以,人们在日常起居的时候,如果不注意天、地、人的各种禁忌,必然会引起灾祸,怎么还能得到平安和快乐呢?

首先,不要对天发誓,也不要怒视日月星辰。行、走、坐、卧,都不要裸体亵渎三光。不要对着三光小便,不要在月下淫乐。不要对着流星唾口水,不要久视天空。大风、大雨、大雷、大雪、大露,不要外出,应当在家静坐,以示敬畏天空。不要嗔怨风雨,不要手指彩虹。接连三天起雾,一定会下大雨,即使没有下雨,也不要出门。有雷鸣时不要仰卧。

其次,出门远游时,如果遇到天气寒冷最好马上回家;休息的时候,不要面对熊熊烈火,即使饿了,也不要马上吃太热的食物;衣服被汗水浸湿,要赶快脱下来,不要立即喝冷水。天气太冷或太热时最好不要随便出入;六月天气炎热,饮水不要太快;十二月天气寒冷,不要快速喝汤,不要忍着寒冷睡觉。日出后再外出,日落就回家,早上不要饿着肚子,晚上别吃的太饱。以上这些都是天时避忌的重要内容。

人的健康与否,与自然环境密不可分。自然界季节更替和气候的变化,对人的生理、病理活动有着明显影响。因此,如果人的行为遵顺自然变化规律,就能避免很多疾病。反之，疾病的产生就不可避免。此外，要根据自身条件，增强机体的适应能力，达到与自然规律相协调。同时，在衣、食、住、行等方面，要积极回避不符合自然规律的事情。只有这样，才能达到预防疾病、健康延年的目的。

2. 遵地时禁忌，健康使用水资源

原文 坤主厚载，万物生成，人赖以生，敢不寅畏，以亵地灵。

勿以刀杖怒掷地，勿轻掘地，深三尺即有土气，伤人。勿裸卧地上。

深山流出冷水不可饮，水有沙虫处不可浴。有水弩虫处不可渡，虫射人影即死。先以物击水，虫散方可渡。

行热勿以河水洗面。陂湖水有小影，是鱼秧勿食。井水沸起者勿食，屋漏勿误食，冢井中有毒勿食。凡浊水要急饮，入杏仁泥，少搅十数次，即可饮。

夏月冰勿多食，虽贪一时之快，久则成疾。

此地忌之大略也。

解读 大地滋养万物，更是人类生长发育不可或缺的基础。没有人敢不敬畏，更没有人敢亵渎地上的神灵。不要把刀杖怒掷在地，不要轻易挖掘土地，挖地三尺就有土气伤人。不要裸卧在地上。

古人认为地有三宝：水、土、风，是构造大地（世界）的关键所在，其中，水为重中之重。水是生命之源，摄入体内的水质好坏，对人体生命活动有着巨大影响。高品质的水质，含有人体必需的营养成分，易于被人体吸收，对平衡人体酸碱度有良好的作用。饮用或使用污染的水质，会对健康产生极大的危害，更有甚者可导致氟中毒、结石、心脑血管硬化、癌症等疾病。因此，日常生活中饮水、用水的时候，注意避免水质污染，健康合理使用，做好防护措施。比如：不能饮用从深山流出来的冷水；不能在有沙虫的水中洗澡；有蜮虫的江湖不要渡，因为它能含沙射人，置人于死地。渡河前，先用石头击水，将蜮虫驱散后方可渡河。

　　走路走得很热时，不能用河水洗脸。不能喝池塘和湖泊里有小影子的水，那些是鱼秧。不要喝热的井水，不要误喝房屋上的漏水，墓井里的水有毒，也不能喝。如果水浑浊不清又要着急喝的话，可以放些杏仁浆，搅动十几下后，就能喝了。夏季少喝冰水，不要贪一时之快。

3. 聊聊"汗"这点事儿

原文　汗出毛空，勿令扇风，恐为风中。

凡汗之所出，本于五脏。

饮食饱热，汗出于胃，饱甚胃满，故汗出于胃也。

惊悸夺精，汗出于心，惊夺心精，神气浮越，阳内薄之，故汗出于心也。

持重远行，汗出于肾，骨劳气越，肾复过疲，故持重远行，汗出于肾也。

疾走恐惧，汗出于肝，暴役于筋，肝气疲极，故疾步恐惧，汗出于肝也。

摇动劳苦，汗出于脾，动作用力，谷精四布，脾化水谷，故汗出于脾也。

故劳伤汗出成病。

解读　中医学认为，汗为心之液，因为出汗的过程，是阳加之于阴——身体里阳气来蒸腾阴液，让阴液通过肌肤腠理，也就是毛孔，到达机体表面的一个过程。所以，适当出汗是身体阳气顺畅、津液充足的一个表现，但不要追求大汗淋漓的效果。因为出汗过多会导致"气阴两虚"，如果精气得不到及时补充，容易出现气短、口渴，严重时会虚脱甚至休克。

　　此外，出汗与五脏关系密切，出汗异常须警惕。

　　吃喝得太饱、太热，使胃腑胀满，这时出汗与胃有关，即汗出于胃。

　　惊悸、害怕、心情紧张都会损伤人体之精，使神气浮游，阳气薄弱，这时出汗便与心有关，即汗出于心。

　　肾主骨，负重远行，骨太劳累，将直接引起肾的疲惫，这时出汗与肾有关，即汗出于肾。

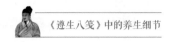

肝在外主筋脉，恐惧疾走时，筋脉太过辛苦，使肝气疲劳至极，这时出汗与肝有关，即汗出于肝。

辛勤劳苦，动作用力使谷精四布，而脾化水谷，这时出汗与脾有关，即汗出于脾。

因此，劳累过度，出汗太多都会导致疾病。平时要注意劳逸结合，避免过度劳累和汗出。

4. 有些事情不要做

原文 勿强忍大小便，勿努力大小便。

勿久行，伤肝；勿久立，伤骨；勿久坐，伤肉。

勿跂床悬脚，勿竖膝坐。

大树下不可坐，防阴气伤人。坐卧莫当风。

冷石不可坐，成疝。日晒热石不可坐，生疮。

解读 有些事情，可能大家平时都不太当回事儿，但真要不注意的话，还是会有损健康的。

不要强忍大小便，不要用力大小便。

久行伤肝，久立伤骨，久坐伤肉。

不要抬起脚跟走路，不要悬脚而坐，不要膝盖以下垂直而坐。

不要坐在大树底下，要防止阴气伤人；不管坐着还是睡觉时，都不要对着风。

不要坐在冰冷的石头上，否则会引起阴囊胀大；也不要坐在被太阳晒热的石头上，否则皮肤会肿起甚至溃烂。

5. 这些情绪要控制

原文 夜半勿哭泣，勿对北詈骂，勿卒惊呼，勿恚怒，令神魂不安。勿大乐，使气飞扬；勿多笑，伤脏；勿多喜，令人妄错昏乱。食勿语，寝勿言。

勿多念，内志恍惚。勿多思，神怠。勿思虑，伤心。勿久卧，伤气。

解读 情志异常也能致病。正常的情志活动，有益于脏腑功能活动及对疾病的防御。但是，当刺激超过机体所承受的阈值时，可导致情志失常而引发疾病。我们应该学会控制自己的情绪，时刻保持平和、舒畅、乐观的心境，使气血调和，阴平阳秘，让自己的身心一直处于最佳状态。

半夜不要哭泣，不要对着北方谩骂，不要突然惊呼，不要怨恨、发怒，否则会使神魂不安。不要大喜，会使神气飞扬；不要多笑，会伤及五脏；不要多喜，会使人妄错、昏乱。寝不言，食不语。不要有太多的心念，否则会使神志恍惚；不要想得太多，这样会使神情倦怠；不要忧虑，这样会伤心；不要久睡不起，这样会伤气。

6. 睡觉时要注意的八个细节

原文 勿头向北，春夏向东，秋冬向西。夜卧防床头有隙进风。夜眠勿以脚悬高处。卧勿开口，以泄真气。勿以手压心口，令人梦魇。勿露卧。睡醒觉热，勿饮水又睡。凡梦勿语人。勿当风沐浴，勿沐发未干即寝。

解读 睡眠占整个生命的1/3，有着至关重要的地位。因此，要采取合理的睡眠措施，保证充足而适当的睡眠时间，以尽快恢复白天疲劳的机体，从而达到防病健体、延年益寿的目的。那么，如何获得良好的睡眠，以及产生睡眠障碍时应如何进行调适？

首先，掌握正确的睡眠方位问题。睡眠方位即指睡眠的卧向问题。因为一年四季的气候有不同变化，室内的风向、日照、温度等均有相应的改变，所以，卧向亦应有改变。春夏季节，应头朝东，脚朝西而卧；秋冬季节应头朝西，脚朝东而卧。因春夏属阳，阳气上升、旺盛，而东方属阳主升，头向东以应升发之气而养阳；秋冬属阴，阳气收敛、潜藏，而西方属阴主降，头向西以应潜藏之气而养阴，这一思想和《黄帝内经》中"春夏养阳，秋冬养阴"相吻合。

其次，要有良好的睡眠姿势。睡姿避免仰卧，仰卧时身体固定在伸直位置难以变动，同时屈肌群被紧拉，肌肉难以完全放松。此外，仰卧时手会不自觉放在胸部上，不仅易压迫心肺功能，更易出现噩梦等睡眠障碍。当产生睡眠障碍时，可采取按压人中、少商等穴位，以达急救、醒厥之效。

此外，还有一些细节要注意：脚不要悬在高处；晚上睡觉时，床头处不要有缝隙进风；睡觉时不要张嘴，以免真气外泄；不要在野外露宿；睡醒后感觉很热，不要喝了水又睡；不要当风洗澡，洗了头发还没干的时候不要睡觉。

7. 沐浴的六大忌

原文 勿冷水洗沐，饥勿浴，饱忌沐。洗头不可用冷水，成头风。勿沐浴同日，沐者，洗头，浴者，澡身也。有眼疾不可浴。午后勿洗，头汗出勿洗。旦起勿开眼洗面，勿以大热汤漱口，凡有脚汗，勿入水洗。

解读 我们都知道，洗澡不仅能帮助身体清洁污垢，还能有效地缓解疲劳。这里提到了一些沐浴宜忌，展示了如何正确洗澡的方法。例如：饱餐和饥饿时不宜洗澡。因饱餐后洗头洗澡，机体皮表血管会被热水刺激而扩张，较多的血液流向体表，腹腔血液供应相对减少，会影响消化吸收；饥饿时洗澡易造成低血糖，甚至虚脱、昏倒等。同时，洗澡的水温一定要控制适度，水温过高对皮肤表皮组织不利，有害健康。而且在洗冷水澡时，应尤其注意，当水温过低时，会使皮肤毛孔突然紧闭，血管骤缩，体内的热量散发不出来。尤其是在炎热的夜晚，洗冷水澡后会使人感到四肢无力，肩、膝酸痛和腹痛，甚至可成为关节炎及慢性胃肠疾病的诱发因素。

此外，还有一些禁忌：不能用冷水洗头，会成头风。不要同一天洗澡、洗头。有眼病的人，不要洗澡。午后不要洗脸，头上出汗时不要洗。早晨起早，不要睁开眼睛就洗脸，不要用太热的水洗脸，不要用太热的水漱口。凡是有脚汗的，不要入水洗。

8. 房室养生要注意啥?

原文　凡夏至后丙丁日,冬至后庚辛日,不宜交合。大月十七日,小月十六日,此名毁败日,不宜交合。大喜大怒,男女热病未好,阴阳等疾未愈,并新产月经未净,俱不可交合。勿醉饱入房。勿每月二十八日交合,人神在阴。帐幕内忌燃烛行房。凡本命甲子庚申不可入房。雷电风雨不可交合。此为人事之忌大略耳,人能谨而戒之,心获安乐,无诸疾苦,再加调和饮食,餐服药饵,百年之寿,人皆可至,幸毋忽之。

解读　房室养生是中医养生保健的重要组成部分,房室不当可损害人的健康和长寿,因此学习养生之道,需要知道在房事生活中哪些应该忌讳。例如,在情志不调、身心劳倦、饱食和醉酒后、病期及女性经期、孕期、产期和哺乳期等身体条件不适宜的情况下不可勉强行房。这时候机体本身处于阴阳偏虚、气血不足、脏腑功能衰弱、抵抗力较弱的境地。人体的精、气、神三者之间相互依存,相互为用,密不可分。如若强行房室,肾的精气便会耗泻过多,进一步导致精、气、神俱伤,极大地损伤机体正气,引发更多疾病。以下是房事养生需要注意的一些细节:

凡夏至后的丙丁日,冬至后的庚辛日,不宜交合。大月的十七日,小月的十六日,名叫毁败日,不宜交合。大喜大怒、男女患热病未愈、阴阳失去平衡,以及女子初产、月经未净时,男女都不可交媾。不要在酒醉、饭饱之后行房,不要在每月的二十八日交合,因为人神在阴。行房时不可燃灯。凡本命为甲子、庚申的人,不可行房。有雷电风雨时不可交合。

如果能谨慎遵循以上内容,并戒除陋习,便会心获安乐,远离各种疾病。再加上调和饮食,服些灵丹妙药,长寿也不是遥不可及的梦想了。

第八节
交志同之友，诉衷肠之情

人与人之间的接触和交往是人类基本的社会需求。人与人之间，通过良好的交往互动，增进彼此的情感共鸣，从而达到消除心理障碍、改善心境、陶冶情趣、增进身心平衡的积极作用。同时，人与人之间更应树立健康的交友方式，在积极与人交往的过程中，和志同道合的人共同从事读书、娱乐等活动，令心境平和舒缓，体现自我价值，增强自信心，从而提高或改善心理素质。

1. 交友之道，其实很简单

（1）不将朋友之道看作是路边灰尘

原文 高子曰：《毛诗序》云："自天子以至庶人，未有不须友道以成者也。"但今之世，友道日偷，交情日薄，见则握手相亲，背则反舌相诋，何人心之不古乃尔？此辈自薄，非薄我也。不知诋我以悦他人，他人有心亦防尔诋。自己辗转猜忌，智巧百出，视友道为路尘，宜管鲍陈雷之绝世也。

解读 《毛诗序》里说："从皇帝到黎民百姓，没有一个人不靠朋友的帮助而能取得成功的。"可是现在这个社会，朋友之道渐渐变成一种敷衍的关系，朋友之间的交情也日趋淡薄，见面时手握着手似乎很亲热，而背地里却无故地污蔑、毁谤，为什么会有如此人心不古的现象发生呢？其实这样的人是在自己轻视自己，他们往往千般猜忌、智巧百出，全然忘记管仲和鲍叔牙、陈重与雷义深厚交情的典故，将朋友之道看作是路边的灰尘。

（2）日久见人心

原文　吾意初与人交，深情厚貌，不易洞晓，何术以知其心地之善恶，情性之邪正也？但以吾心之美恶邪正以交其人，彼虽奸险，欲伺我隙，我无隙可伺，彼将奈何？彼虽贪婪，欲窥我败，我无败可窥，彼将奈何？

解读　与人初识，不太容易了解对方的厚貌深情，那有什么办法知道他的心地到底是善是恶，性情到底是邪是正呢？我们只能用自己的美、恶、邪、正标准，也就是自己的价值观、人生观来与对方相处，守住自己的底线，这样，如果对方奸诈、虚伪、贪婪，我们不留给他机会、不暴露自己的弱点，对方自然也就无可奈何了。

（3）苍蝇不叮无缝的蛋

原文　与之谈，必先以仁义，彼之愚我邪我之言，勿听也。与之饮，必敬以酒食，彼之诱我乱我之事，勿行也。我无私，彼将何以行其私？我无好，彼将何以投吾好？自防谨密，则郭郭坚完，外操矛盾，何以祸我？但今之人自作恶业丑行，始欲人协己谋，取必与，乃厚人若骨肉，虽父母妻子不若也。苟所谋幸成，则人必挟我，求不遂，即变交好为寇仇，非金帛货殖不解也。果人祸我？抑果自祸而然耶？

解读　与人相处沟通的时候，必以仁义为先，以道德为原则，以良心为底线，不去坑害别人，不损人利己。同时也要做到，不被别人所骗、为别人所害。不要偏听偏信他人愚弄、欺骗自己的荒谬言论，不要去做被他人引诱、迷惑自己的荒唐行为。

自己没有私心，别人有什么办法行其私欲呢？自己没有特别的嗜好，别人有什么办法投己所好呢？自身防守严谨、细密，城廓就会坚固、完整，外面的人怎么能殃及自己呢？然而现在的人，自己做坏事，还想有人协助，并且有求必应，如果所图谋的事侥幸成功了，那么他肯定会来要挟你，目的一旦达不到满足，便马上好友变成仇敌，那时候没有金钱是难以和解的。这到底是别人害自己，还是

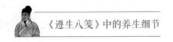

自己害自己呢？

俗话说得好：苍蝇不叮无缝的蛋。如果我们没有太多奢望，保持清醒的头脑，保持警觉的意识，别人想骗，也无法下手。

（4）三人行必有我师

原文　人心孰不乐为善？但以正感正，以邪感邪，邪正分于应感。岂果人人皆小人，而世无君子耶？道谊之在天下，亦未全灭也，但千百中一二耳，奈何移君子之道谊，而近全于市人，在在有之也。此又何说哉？近辈有与胜己者谈，不问其言之是非、嘖嘖是赞，听彼大言不惭。与不若己者谈，不论其言之可否，嘐嘐是诋，愧彼缄言似讷。遂使过无从知，善无从进，直谅之道，三益之友，淹没无闻矣。

解读　"人之初，性本善"，人心没有不乐于为善的。以正感正，以邪感邪，邪正的区别就在于所感应的不同。现在有些人与比自己稍强的人交谈时，也不管对方说的对与不对，都一味地啧啧称赞，对方更加大言不惭；而与那些不如自己的人交谈时，也不论对方说的对错，都一律夸夸其谈地进行诋毁，对方便显得惭愧而不知该说什么。这样一来，有的人，即使自己有过失也不知道，别人的优点自然也视而不见，把坦白、谅解的朋友之道和三益之友都当作虚无之有了。

因此，要随时注意学习他人的长处，随时以他人缺点引以为戒，自然就会多看他人的长处，与人为善，待人宽而责己严。这不仅是提高自身修养的最好途径，也是促进人际关系和谐的重要条件。

（5）坦诚率直才是交友之道

原文　夫贵者能以直友为可重，则事功日进，而望誉日隆。富者能以直友为可宝，则家业日昌，而声名日著。奈何对贵者而言直，不惟交疏，且目为妄人；语富者而言直，不惟友薄，且名为恶客。求其德贤者而亲之，耻佞人而远之者，几人哉？非富贵之高品，不能自别也。但以直自居，以道自重者，是果为妄人？又果为恶客？乃曲誉取怜，求为富贵交耶？借得贵者一顾盼，所荣几多？富者一餍饫，所饱几日？靡靡焉以直道自委，甘心效奴隶之恭、妾媵之媚以悦人哉！

解读 高贵的人，如果能重视并珍惜率直的朋友，那么他的事业将日趋辉煌，威望和荣誉也将日趋兴盛。富裕的人如果能器重率直的朋友，那么他的家业将日趋昌盛，声名将日趋昭显。可为什么与高贵的人直率交谈后，不仅交情疏远，而且还会把你看作狂妄的人；与富裕的人直率交谈后，不仅友情淡薄，而且还会把你当作讨厌的客人呢？有几个人，能和有道德又贤明的人去亲近，见奸佞的人就疏远呢？如果不是品德高尚的人是无法自己去辨别的。但是以率真自居且尊重友道的人，果真是狂妄令人讨厌的人吗？为了得到别人的同情，为了能和富贵之人交往，而委曲求全自己，这样即便是得到富人的一点怜悯，所获取的温饱又能持续几天呢？很多人常常丢掉直率，宁愿去效仿奴隶般的谦恭，巴结奉承以取悦别人，这是多么可悲啊！

2. 友谊深厚的基础——择友、交心

（1）以心相交

原文 古者贵择交，且交以心，匪交以面也；交不能择，友不以心，是诚面交矣，何能久且敬哉？故君子宁寡交以自全，抱德以自重，乃鄙泛交以求荣，趣附以自贱也。又若一辈，与富者交，惟欲利其利；与贵者交，惟欲利其势。使世人不以势利横胸中，不以智巧媒径路，则人人圣贤矣，又何慕富之德，贵之贤，乃委身于白日，相从于朱门哉？即其口食自足于一朝，家将何物供厨烟于三炊？人当以此心谅人之心，勿以世道求古之道，则交全而谊厚矣。

解读 古人十分注重朋友的选择、交往，并且都是以心相交，而不是简单地停留在表面上。交朋结友要是不注意选择，又没有诚心，这种朋友怎么能获得

长久的尊敬呢？所以，有道德有学问的人宁可少交几个朋友以保全自己的名节，胸怀仁德时刻审视自己的言行，鄙视那种泛交求荣、趋附自贱的人。不像现在有的人，与富贵达人交往，仅仅是为了能占对方的便宜、利用人家的势力。

在遇到苦难、危机的时候，非万不得已，是不会向朋友要求什么的，一旦有所要求，说明求助者对朋友的信任和认同。而真朋友往往是即使自己倾家荡产都会奋力相助的。那些落井下石的人绝对不是真朋友。

（2）不管贫穷、富贵，都要明事理

原文 他如同门同业，一贵一贫，在贵者当念其穷，勿以路人视故人，分所有以周急，厚道也。在穷者亦当安其穷，勿羡人以怨人，希所有以自足，亦厚道也。奈何贵者不古，而穷者不明？昧此二者，何得于友耶？举世皆尔尔，果何人为丈夫哉？交情乃见矣。

解读 如果两人同门同业，却一富一贫，那么，富的人要经常惦记贫困的人，不要将他视作路人，在需要帮助的时候慷慨解囊，这样才是厚道的人；而暂处于贫困的人也应当安守本分，既不要羡慕，也不要抱怨，时常满足于自己目前所拥有的，这样也能算一个厚道的人。可为什么富贵的人都将质朴的古风丢弃得一干二净，贫穷的人总是不能把这些事情弄明白想通透呢？这两种不明事理的人，怎么能够得到朋友呢？如果世上人都如此这般，那到底有谁能称作大丈夫呢？

要考察一个朋友的人品，就要从小处来观察他，他是否自私自利？是否心胸宽阔？是否位高一等后就骄横跋扈、目中无人？是否善于向周围的人学习？是否善于倾听？友谊要用时间和心血去维持，正所谓："路遥知马力，日久见人心。"

（3）与淡泊功名利禄的人交友

原文 彼山人词客，迈德弘道，贲于丘园，抱河岳之灵，而飘然浪游，欲出与寰宇为友者，此正吾人所欲交与游，愿闻其艺而甘心焉者。惜乎今之时同调者罕其人，而朱门无容辙，遂使诸君冥心物外，介然绝俗，高枕岩阿，而无意海宇，使中原意气，化作秋云，尚友之心，不得圆满如意，是一恨也。

解读　古代的山人词客，有着高尚的道德和仁义，他们胸怀田园，放眼山河，毫无拘束地飘然畅游，与寰宇为伍，以四海为家。高子心甘情愿与这样的人结交，也愿意随之一同浪游、听闻他们的经历。可惜现在这样的人很少见了，而且仕途毕竟不是大多数人能走的，大部分名人贤士也只能淡泊功名利禄，茗心物外，宠辱皆忘，超尘脱俗。

第四章

服气导引话养生

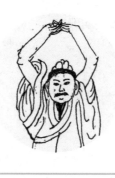

　　"服气"可不是我们平时常说的"服不服气"的意思，这里的"服气"是一种以气息吐纳为主，辅以导引、按摩的养生方法；"导引"则强调精神祥和，身体俯仰时要不徐不疾，肢体屈伸时要有节奏和节制。两者都能达到疏理身体气机、强身健体的目的。

第一节
幻真先生《服内元气诀》

《服内元气诀》介绍的各种气功功法，主要以调节呼吸为法，也非常重视调神。因神为气之帅，要保持呼吸均匀、缓和、协调，根据身体的需要行气、闭气、委气或布气，都要以调神为基础。大家练习的时候，只要慢慢放松，轻柔按摩，就可以达到保健的目的。但要注意的是这些传统气功的内容，有的部分可取，有的却有待商榷。比如：通过漱咽口中津液再吞食，逐渐练到不用吃食物就能生存，则有待考量，不必硬要实践。

1. 进取诀第一

（1）练功时的环境

原文 凡欲服气，先须高燥净空之处。室不在宽，务在绝风隙，常令左右烧香。床须厚软，脚令稍高，衾被适寒温，冬令稍暖尤佳，枕高三寸余，令与背平。

解读 要练习气功中的服气法，必须先找一个合适的地方，地势要高而且空气干燥、清净、空旷。屋子不需要很大，但一定要密不透风，并且房间左右两侧经常烧香。睡的床要厚而且松软，把脚部稍微垫高一些，被子的厚度要与温度相适应，冬天稍微暖和一些。枕头的高度在三寸左右比较合适，尽量保持头与背部相平。

（2）练功时间

原文 每至半夜后生气时，或五更睡醒之初，先吹出腹中浊恶之气一九口，止。若要细而言之，则亦不在五更，但天气调和，腹中空，则为之。先闭目叩齿三十六下，以警身神毕，以手指捏目大小眦，兼按鼻左右，旋耳及摩面目，为真人起居之法。

解读 练功的时间，只要天气宜人，空腹，就都可以。比如半夜后阳气生发的时候，或是清晨睡醒的时候，先把腹中的浊气呼出。练习时，闭上眼睛，轻轻叩齿，约三十六下，然后用手指按揉内外眼角和鼻子左右两侧，用手掌按揉耳朵，并按摩面部。

（3）漱咽灵液

原文 更随时加之导引，以宣畅关节，乃以舌拄上腭，撩口中内外，津液候满口则咽之，令下入胃存，胃神承之。如此三，止。是谓漱咽灵液，灌溉五脏，面乃生光。

解读 按摩的同时，随时用导引的方法来活动关节，用舌尖抵住上腭，搅动口腔内外的津液，等到津液满口时再慢慢咽下，反复练习三次即可，这个动作叫漱咽灵液。漱咽灵液能够灌溉滋养五脏六腑，使人面部有光泽。

（4）动作要领

原文 此后去就，大体略同。便兀然放神，使心如枯木，空身若委衣，内视反听，万虑都遣，然后淘之。每事皆闭目握固，唯临散气之时，则展指也。夫握固所以闭关防而却精邪，凡初服气之人，气道未通，则不可握固。待至百日，或半年，觉气通畅，掌中汗出，则可握固。《黄庭经》曰："闭塞三关握固停，漱咽金醴吞玉英。遂至不食三虫亡，久服自然得兴昌。"

解读 其他一些修炼方法，与前面的大致相同，都是使人精神放松，使心如枯木般没有知觉，消除一切杂念，好像身体虚空没穿衣物一样毫无挂碍，两耳不闻外界的事物，用心澄神内视，抛开各种忧愁、烦恼，怡然自得。每次做的时候都闭目握拳，临近吐气时才展开手指。握拳是为了闭关，防止精气外泄并能抵御外来邪气。但最初练习服气的人气道还没有打开，气的运行不够通畅，这时不要握拳，等到练习满百日甚至到半年后，觉得气的运行很通畅，掌心出汗的时候才能握拳。这种练习方法适用于平时经常精神紧张、压力比较大的人，可以有效地帮助缓解紧张的精神，舒缓压力。

2. 转气诀第二

原文 诀曰：凡人五脏，亦各有正气，夜卧闭息，觉后欲服气，先须转令宿食消，故气得出，然后始得调服。其法：闭目，握固，仰卧，倚两拳于乳间，竖膝举背及尻。闭气则鼓气海中气，使自内向外，轮而转之，呵而出之，一九或二九止，是日转气。毕则调之。

解读 转气诀的方法：人的五脏每个脏器中都有一股正气。晚上睡觉时应该闭气，醒了以后想要练习气功的时候，要先转动腹内的真气，使留在腹中的食物消化掉，使腹中的浊恶之气排出来，然后再开始调整气息，准备练习气功。具体的方法是：闭上眼睛，双手握紧拳头，身体仰卧，把双拳放于两乳之间，伸直两个膝盖，抬高背部，使其与臀部相齐平。闭气，鼓动腹部气海中的中气，使中气自内而外地流转运行，然后用呵气的方法把气体吐出体外，这样吐气九次或十八次后停止，这就叫做转气，转气后再练习调气。

转气诀是传统气功的一部分，要练习前面一节所说的服气法，先要转气，它强调要先把腹中的食物消化了以后再行气，食物如果不消化，留滞在腹中会阻碍气的运行，气的运行就不畅，所以早上起来练习服气法之前先要练习转气。尤其是脾胃虚弱的人，平时容易胃部不适、消化不良、反酸、烧心等等，这些人常常练习，可以增强脾胃的功能，从而有利于缓解胃部不适等症状。

3. 调气诀第三

原文 诀曰：鼻为天门，口为地户。则鼻宜纳之，口宜吐之，不得有误。误则气逆，气逆乃生疾也。吐纳之际，尤宜慎之。亦不使自耳闻。调之或五，或七，至九，令平和也，是曰调气。毕则咽之，夜睡则闭之，不可口吐之也。

解读 调气诀的方法：鼻子为天门，口是地户。所以鼻子应该用于吸气，口应该用来吐气，不能用错，用错了就会使人体的气机运行出现紊乱，从而导致疾病的产生，是尤其要谨慎对待的。不能让自己听到自身呼吸的声音。调整呼吸或者五次，或者七次，或者九次，使呼吸尽量平稳和缓，这就是调气法。调气完成后就咽下口中的津液，晚上则应该闭口睡觉，不能再用口吸气了。

调气诀是传统气功的一部分，它的练习强调用鼻子吸气，用口吐气，而且呼气和吐气的声音尽量轻柔到听不见的程度。这种练习可以使人体的气机调和，心神平静，无论男女老幼，都可以练习。

4. 咽气诀第四

（1）分辨清楚内外气

原文 诀曰：服内气之妙，在乎咽气。世人咽外气以为内气，不能分别，何其谬哉？吐纳之士，宜审而为之，无或错误耳。

解读 服气的奥妙在于咽气，一般人把呼吸时咽外气当作是内气，不会区分内气和外气，这是不对的。学习呼吸吐纳的人，要仔细分辨其中的区别，然后再练习，这样才能避免错误。

（2）内外气相通

原文 夫人皆禀天地之元气而生身，身中自分元气而理，每因咽及吐纳，则内气与外气相应，自然气海中气随吐而上，直至喉中。但候吐极之际，则辄闭口，连鼓而咽之，令郁然有声汨汨，然后男左女右而下，纳二十四节，如水沥沥，分明闻之也。如此则内气与外气相顾，皎然而别也。以意送之，以手摩之，令速人气海。气海，脐下三寸是也，亦谓之下丹田。初服气人，上焦未通，以手摩之，则令速下；若流通，不摩亦得。

解读 人类凭借天地的元气而生存，人体中的元气也自有运行的规律，通过咽气和呼吸吐纳，使人体内气和外气相适应，使气海中的中气随吐气而向上运行，直达咽喉部，等从喉中吐尽气出后，就应该闭紧口，然后鼓气咽下，使咽气时汨汨有声，按照男左女右的法则吞咽，咽气二十四次，像水流时发出的声音一样，很清晰地可以听见。这样，内气和外气相互沟通，然后又各自分开，想象自己的意念将咽下的气往下送，用手推动引导，使气迅速进入人体的气海。气海在肚脐下三寸的位置，也叫下丹田。初学服气的人，上焦还没有通畅，要用手按摩引导，使气体迅速向下，行至气海；如果上焦已经通畅了，不用导引也能使气体迅速向下走。

（3）咽气吞津

原文 闭口，三连咽，止干咽，号曰云行；漱口咽，取口中津咽，谓之雨施。初服气之人，气未流行，每一咽则旋行之，不可遽至三连咽也。候气通畅，然后渐渐加之，直至于小成也。一年后始可流通，三年功成，乃可恣服。新服气之人，既未通，咽或未下，须一咽以为候。但自郁然有声，汨汨而下，直入气海。

解读 闭口一次，咽气三次，叫做云行。把气体和口中的津液一齐咽下，就叫做雨施。刚开始练习服气的人，身体的气机还没有那么通畅，每次咽气吞津之后，要等一会儿，不用勉强连续做三次吞咽的动作。应该等到练习到一定程度，气机通畅了之后，再逐渐增加吞咽的次数。一般练习一年以后，气机才能基本通畅，三年以后才算水到渠成，才可随意自如地服气。初学服气的人，有的不能把气吞咽到气海，咽气有时能向下、有时不能，这时候需要吞咽一次后等一会儿，直到能使气好像水汨汨而下一样，直接进入气海，才算成功。

咽气诀是传统气功的一部分，练习咽气要注意运用意念的力量，想象自己控制着所吞咽的空气，通过意念配合手的引导使气向下走，直到气海，就像水顺流而下一样进入气海。最开始的练习会有困难，要用思想去控制气的运行，如果不能成功需要多试几次，直到感觉好像气受到自己控制一样。如果咽气到气海确实有困难，可以先尝试让气向下走，不要一定吞咽三次，只要成功一次就可以了。成功以后注意体会这种感觉，逐渐增加次数，直到可以吞咽三次。

5. 行气诀第五

（1）引导津气上下行走

原文　诀曰：下丹田近后二穴，通脊脉，上达泥丸。泥丸，脑宫津名也。每三连咽，则速存下丹田，所得内元气，以意送之，令人二穴。因想见两条白气，夹脊双引，直入泥丸，熏蒸诸宫，森然遍下，毛发、面部、头项、两臂及手指，一时而下，入胸，至中丹田。中丹田，心宫神也。灌五脏，却历入下丹田，至三里，遍经髀、膝、胫、踝，下达涌泉。涌泉，足心是也。所谓分一气而理，鼓之以雷霆，润之以风雨是也。

解读　行气诀的方法：靠近下丹田后面的两个穴位，与督脉相通，向上可以到达泥丸，泥丸指的是脑部。每当连续咽下三次时，津气迅速进入下丹田，就得到内元气，用意念引导，想象使其进入两个穴位中。想象有两条白气，顺着脊柱两侧向上走行，直接进入脑中，熏蒸脑部，然后把气往下送，到毛发、面部、头项、两臂及手指，沿躯干往下行到胸部，到达中丹田，中丹田是心神之宫。用意念引导这股气灌溉五脏，然后继续下行，到达下丹田、足三里，遍经大腿、膝部、小腿、脚踝部，到达涌泉。涌泉就是蜷脚的时候脚心前部凹陷处，大概在脚掌前1/3处正中的位置上。

（2）学会用气的升降运行

原文　只如地有泉源，非雷霆腾鼓，无以润万物。人若不回荡浊恶之气，则令人不安。既有津液，非堪漱咽，虽堪溉灌五脏，发于光彩，终不能还精补脑，非交合则不能溯而上之。咽服内气，非吐纳则不能引而用之。是知回荡之道，运用之理，所以法天则地。

解读 行气的道理就像地下有泉水的源头，没有太阳雷霆兴风化雨，地下的源泉就没有办法广泽世间万物。人如果不排除体内的浊气、恶气，身心就不得安宁，身体不会健康。即使口中有津液，不经过漱咽就不能灌溉五脏，即便能灌溉五脏，润泽面部，但最终还是不能还精补脑，因为不经过外气和内气的交会，就不能使津液向上走行，到达脑部。咽服内气，不用吐纳的办法来引导，就不能使其为身体所用。人应该学会运用气的升降运行，懂得顺应自然，运用大自然的规律。

（3）散气排浊

原文 想身中浊恶结滞，邪气瘀血，被正气荡涤，皆从手足指端出去，谓之散气。则展手指，不须握固。如此一度，则是一通。通则无疾，则复调之，以如使手。使手复难，鼓咽如前闭气，鼓咽至三十六息，谓之小成。若未绝粒，但至此常须少食，务令腹中旷然虚静。无问坐卧，但腹空则咽之。一日通夕至十度，自然三百六十咽矣。若久服气息，顿三百六十咽，亦谓之小成。一千二百咽，谓之大成，谓之大胎息。但闭气数至一千二百息，亦是大成，然本色无精光。又有炼气、闭气、委气、布气，并诸诀要，具列于文，同志详焉。

解读 在行气的过程中，想象身体中的浊恶之气都聚集起来，瘀血都被人体正气荡涤干净，浊物都从手足指端散出去，这就称为散气法。散气的时候需要展开手指，不能紧握拳头，这样想象一次，就是一个周期。人体的气机通畅了，就不会生病了，经过反复练习，就能得心应手地运用了。如果最初不能运用自如，就应该向前面提到的那样，鼓咽加上闭气，鼓咽后行气达到三十六次，就可以算有小成。达到有小成之后如果还不能绝食，就必须开始少食，尽量使腹中空虚。不论是坐着还是躺着，只要腹中空虚就可以咽气。一天练十次，一共咽气三百六十次。如果练的时间长了，一次就能咽气三百六十次，也称作小成；一次能咽气一千二百遍，就称为大成了，也叫做大胎息。如果闭气一千二百次呼吸，也是大成。此外，还有炼气、闭气、委气、布气等方法，这些练习方法下面都会有介绍。

行气诀是传统气功的一部分，练习时主要用意念来引导气的运行，想象气从丹田到督脉，沿着脊柱向上走到脑部，然后从上而下地灌溉五脏六腑，滋养躯干、四肢。最开始练习的时候，需要很大程度上发挥想象，需要自己去体会，有些感觉是没有办法用语言非常准确地描述的，而且练到什么程度、出现什么反应每个人也不完全相同，用心练习和体会才能有所成。行气诀中提到小成了之后要绝食，这一点因人而异，练习之前不吃东西，空腹就可以了。完全靠服气，过去认为是真人的理想状态，普通人是无法达到的，不用过分追求这一点。

6. 炼气诀第六

原文　诀曰：服气炼形，稍暇入室，脱衣散发，仰卧展手，勿握固，梳头令通，垂席上布之，则调气咽之。咽讫，便闭气候极，乃冥心绝想，任气所之通理。闷即吐之，喘息即调之，候气平，又炼之，如此十遍即止。新服气之人未通，有暇，渐加一至十，候通，渐加至二十至五十，即令遍身汗出。如有此状，是其效也。安志和气，且卧，勿起冲风，乃却老延年之良术耳。但要清爽时为之，气昏乱欲睡，慎勿为也。常能勤行，四支烦闷不畅亦为之，不必每日，但要清爽时为也。十日五日，亦不拘也。《黄庭经》曰："千灾已消百病痊，不惮虎狼之凶残，亦以却老年永延。"

解读　服气炼形的方法就是一有空闲时间就进入室内，脱下外套，披散着头发，仰卧在床上，手掌舒展开，不要握拳，把头发梳理顺畅，让头发自然地散在床上，然后开始调息咽气，咽气完毕后，闭气，直到憋不住为止，才能排除杂念，任由气在体内运行。如果感觉憋闷得比较难受，就吐出气体，感到喘气的时候调整呼吸，等呼吸平稳了后再继续练习，像这样连续练习十遍然后停止。初学服气的人，气的运行不够顺畅，练习的时候注意循序渐进，次数逐渐增加，从一次到十次，从十次增加到二十次甚至是五十次，使全身都出汗。如果有出汗的现象，就说明有效果了。这就可以使神志安定，气机调和，这时准备入睡，起床以后不要受风，就是很好的延年益寿的办法了。但要注意的是，练习的时候一定是神志清楚的时候，如果感觉昏昏欲睡了，千万不要练习。要是能常常练习最好，四肢不适、经脉不畅的时候也可以练，不必每天都练，但一定要选择神志清楚的时候练。5天或者10天练习一次都可以，每次练气时隔多久没有十分严格的限制。《黄庭经》上说："祛除了病邪，百病就都痊愈了，不用惧怕如狼似虎的病邪，能够延年益寿。"

炼气诀是传统气功的一部分，上述内容详细介绍了具体的练习方法，对练习的时间没有具体的限制，有利于初学者随时尝试练习。所介绍的通过闭气来安神定志，是比较可行的方法，但闭气有一定的限度，以自己能忍耐为度，不要太过。练习的次数和强度都要遵循适度的原则，过度的练习可能反而导致不适，循序渐进是比较好的途径。

7. 委气诀第七

原文　诀曰：夫委气之法，体气和平，身神调畅，无问行住坐卧，皆可为之。但依门户调气，或身卧于床，或兀然而坐，无神无识，寂寂沉沉，使心同太空，因而调闭，或十气二十气，皆通。须任气，不得与意相争。良久，气当从百毛孔中出，不复吐也。纵有，十分无二也。复调复为，能至数十息以上弥佳。行住坐卧皆可为之。如此勤行，百关开通，颜色光泽，神爽气清，长如新沐浴之人。但有不和则为之，亦当清泰也。《黄庭经》云："高拱无为魂魄安，清净神见与我言。"

解读　体内气机平稳调和，精神调畅，无论行住坐卧，都可以练习委气。只要按照规则调理气机，或者躺在床上，或者保持端坐的姿势，心中好像无神无识，沉寂下来，使心胸像太空一样宽广，就可以调息闭气了，调息十次或者调息二十次都可以。必须让气自然地运行，不要强用意识与气相争，导致气的运行与意念相违背。稍待一会儿，气就会从毛孔中排出来，不需要再吐气了。即使有气从口中吐出，也不过是气总量的十分之二。这样反复调息，能达到数十息以上的话最好。无论是行住坐卧都可以练习。常常练习能使人肢体关节的经脉气血通畅，感觉体内百关开通，面部有光泽，神清气爽，就好像刚洗完澡一样。身体不舒服的时候练习，有利于使身体恢复健康。《黄庭经》上说："悠闲地坐着，心神保持清醒，魂魄安定，则神灵都能现身与我对话。"

委气诀是传统气功的一部分，只要人体的气机平稳，心神安定就可以准备练习，对练习的时间没有硬性的规定，不论是站着还是坐着都可以练，练的时候要注意顺应气的流转，体会经脉畅通的感觉。

8. 闭气诀第八

原文 诀曰：忽有修养乖宜，偶生疾患，宜速于密室依服气法，布手足讫，则调气咽之。念所苦之处，闭气想注，以意攻之，气极则吐之。讫，复咽，相继依前攻之，气急则止，气调复攻之。或二十至五十攻，觉所苦处汗出通润即止。如未损，即每日夜半或五更昼日，频作以意攻之。若病在头面手足，但有疾之处则攻之，无不愈者。是知心之所使气，甚于使手，有如神助，功力难知也。

解读 服气的人，偶尔因为修养不得当导致疾病的时候，应该立刻到密室去，按照前面文中服气法的要求，调整好手脚的姿势，调整呼吸，开始调气咽气。把注意力集中到有病痛的部位，闭气，用意念引导气到病痛的部位去治疗，感觉憋气到达极限了，就吐气，然后再咽气，接着按照这种办法去治疗病痛，可以做20~50次，感觉患病的部位有汗出，就可以停止了。如果病痛没有解除，那每天不论白天还是五更半夜，都可以频繁地用上述办法去攻击患处。如果病在头、面、手或足，用这种方法治疗往往都能奏效。所以说用意念调节气机去治病比用手按摩等去治疗更见效，就像有神灵帮助一样，功力可以达到高深莫测。

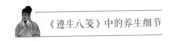

通过练习闭气诀可以用意念治疗疾病，这在很多人看来可能很难理解，觉得不科学，其实可以更客观地看待它，既不把它神化，觉得什么病都能治好，也不一概否定，觉得一点用也没有。心理学研究表明，意识对人体的控制作用很大，通过心理暗示去干预疾病，对缩短病程很可能是有帮助的。

9. 布气诀第九

原文 诀曰：凡欲布气与人疗病，先须依前人五脏所患之处，取方面之气布入前人身中。令病者面其本方，息心净虑，始与布气。布气讫，便令咽气，鬼贼自逃，邪气永绝。

解读 凡是想要用布气的方法替人治病，必须先了解病人身体的患病部位，取与患病脏腑相应方位的气，布气于病人的身体中。让病人面向所病脏腑对应的方位，排除一切杂念，让神志安定下来，再开始给病人布气。布气结束后，让病人咽气吞津，病邪自然消除了，邪气也不来侵犯了。

大家可能听说过用气功给人治病，这个布气诀说的就是这样一种功法，对于初练气功的人来说，可能比较困难，大家了解有这种方法就可以了。

10. 六气诀第十

（1）六气各有归属

原文 诀曰：六气者，嘘、呵、呬、吹、呼、嘻是也。五气各属一脏，余一气属三焦也。

解读 六气诀说：六气者，嘘、呵、呬、吹、呼、嘻。五气各归属一个脏，最后剩下一气属于三焦。

（2）呬气可调鼻或皮肤相关疾病

原文　呬属肺，肺主鼻，鼻有寒热不和及劳极，依呬吐纳。兼理皮肤疮疥。有此疾则依状理之，立愈也。

解读　"呬"属肺，鼻子与肺相通，主要由肺掌管，鼻子如果受寒或受热不舒服了，或者过于劳累导致不舒服，都可以用呬气的方法来呼吸吐纳，就能治疗。同时也能调理皮肤疮疥等疾病。这些病按照呬气的方法来调理，都能迅速起效。

（3）高热时用呵气

原文　呵属心，心主舌，口干舌涩，气不通及诸邪气，呵以去之。大热，大开口呵；小热，小开口呵；仍须作意，是宜理之。

解读　"呵"属心，舌头能反映心脏的情况，口舌干燥，气机不通畅，可以用呵气的方法治疗。高热的时候，可以大口呵气；低热，则应该小口呵气；同时配合用意念调整。

（4）胃部胀满用呼气

原文　呼属脾，脾主中宫，如微热不和，腹胃胀满，气闷不泄，以呼气理之。

解读　"呼"属脾，脾主中宫，身体寒热不和，胃部或腹部胀满，感觉气机郁滞不顺畅，就用呼气法来调理。

（5）腰腹怕凉用吹气

原文　吹属肾，肾主耳，腰肚冷，阳道衰，以吹气理之。

解读　"吹"属肾，耳朵主要由肾掌管，肾开窍于耳，腰部和腹部怕凉，是人体阳气虚的表现，可以用吹气法来调理。

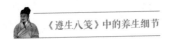

（6）眼睛疾病用嘘气

原文 嘘属肝，肝连目，论云：肝盛则目赤，有疾作，以嘘气理之。

解读 "嘘"属肝，肝开窍于目，眼睛与肝关系密切，肝气失常，过于旺盛，眼睛就容易发红，或致其他疾病，可以用嘘气法来调理。

（7）三焦不和用嘻气

原文 嘻属三焦，三焦不和，嘻以理之。

解读 "嘻"属三焦，三焦不和，可以用嘻气法来调理。

（8）呵气可调多种病

原文 气虽各有所理，但五脏三焦，冷热劳极，风邪不调，都属于心。心主呵，呵所理诸疾皆愈，不必六气也。

解读 六气虽然各自有调理的对象，但五脏三焦，冷热不适，过度疲劳，或者风邪侵犯，都与心有关。心主呵，所以用呵气法调理的很多疾病都能痊愈，不必六气诀都用。

在六气诀中提到的肺主鼻、心主舌等，都与中医藏象学说有关。藏象学说的整体观认为，五脏与身体上的各个体窍之间有整体的联系，每个脏腑与相应的部位和体窍有关，例如心，与面部相应，开窍于舌；肺开窍于鼻；脾开窍于口；肝，与筋密切相关，开窍于目；肾开窍于耳及二阴。如果对六气理解比较困难，可以参考中医藏象学说去理解。

11. 调气液诀第十一

（1）辨口中异味，了解哪个脏腑生病

原文 诀曰：人食五味，五味各归一脏，每脏各有浊气，同出于口。又，六气，三焦之气，皆凑此门，众秽并投，合成浊气。每睡，觉熏熏气从口而出，自不堪闻，审而察之，以知其候。

解读 调气液诀说：人吃的食物大致可归为5种味道，五味各归一个脏腑，也就是分属五脏，每个脏腑都有污浊之气，都从口中吐出来。与此同时，六气与三焦之气也都经过口，各脏的秽浊之气相会合，形成了浊气。每次睡下后就会觉得有各种异味在口中，自己都不愿意闻，如果仔细辨别，可以通过异味判断是哪个脏腑生病了。

（2）口干口苦时怎么办？

原文 凡口中焦干，口苦舌涩，咽频无津，或咽唾喉中痛，不能食，是热极状也，即须大张口呵之。每咽必须闭户出之，十呵二十呵，即鸣天鼓，或七或九，以舌搅华池而咽津，复呵，复咽，令热气退，止。但候口中清水甘泉生，即是热退五脏凉也。

解读 但凡感觉口干舌燥，口中苦涩，或者吞咽唾沫嗓子疼，不能吃东西，都是因为体内有热导致的，应该张大嘴呵气。每次咽气必须闭口，呵气十次或者二十次以后，鸣天鼓，七次或者九次都可以，然后用舌头搅口中的津液，等津液满口了再咽下去，然后呵气，等不发热了就可以停止了。只要口中的津液能源源不断，就表示热已经消退了，五脏也清凉了。

（3）口淡没味时怎么办？

原文 若口中津液冷淡无味，或呵过多，心头汪汪然，饮食无味，不受水，则是冷状也，即当吹以温之，如温热法，伺候口美心调，温即止。《黄庭经》云："玉池清水灌灵根，审能行之可长存。"又云："漱咽灵液灾不干。"

解读 如果口中津液少，口淡，有可能是因为呵气太多导致体寒；心里发冷，吃东西没味儿，不想喝水，就是因为体内寒。应该用吹气法来使身体温暖，等到口中甜，心里觉得温暖的时候，就可以停止了。《黄庭经》说："经常漱咽口

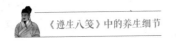

中的津液，可以使外邪不能侵犯人体。"

12. 食饮调护诀第十二

（1）练习服气后，饮食要清淡

原文 诀曰：服气之后，所食须有次第。可食之物有益，不可食之物必有损，损宜永断，益乃恒服。每日平旦，食少许淡水粥，或胡麻粥，甚益人，理脾气，令人足津液。日中淡面、傅饦及饼并佳。乍可饥，慎勿饱，饱则伤心，气尤难行。凡热面、萝卜、椒、姜羹切忌，咸酸辛物，宜渐渐节之。每食毕，即须呵出口中食毒浊气，永无患矣。

解读 练习服气之后，饮食就要有选择。适合服气的人吃的东西对身体有益，不适合服气的人吃的东西对身体有害，所以，有害的食物就不要吃了，有益的食物应该长期吃。每天早晨吃少量淡水粥或胡麻粥，对服气的人有补益作用，还能调理脾气，使人体津液充足。中午吃淡水面、汤饼和面饼最好。饿的时候千万不要吃得太饱，吃得太饱会损伤心神，阻塞气机，使人体气机运行不畅。像热面、萝卜、辣椒、生姜等食物则应当禁食，咸味和酸味的食物应该逐渐少吃。每次吃完饭以后，要立即呵出口中食物所化生的浊气，就不容易生病了。

（2）误食后不适，该怎么办？

原文 服气之人，肠胃虚净，生冷、酸滑、黏腻、陈硬、腐败难消之物，不可食。若偶然食此等之物一口，所在处必即微痛，慎之。不可冲生产、死亡、并六畜，一切秽恶不洁之气，并不可及门，况近之耶，甚不宜正气。如不意卒逢以前诸秽恶，速闭气，上风闭目速过，便求一两杯酒荡涤之。觉气入腹不安，即须调气，逼出浊气，即咽纳新气，以意送之，当以手摩之，则便吞椒及饮一两盏酒，令散矣。

解读 服气的人，肠胃要虚净，生冷、酸滑、黏腻、放的时间比较长的生硬食物以及难以消化的东西都不能吃。如果偶尔吃了上述的食物，即使是很少量的，也可能使腹部微感疼痛，一定要小心。所吃的东西不能是冲犯了生产、死亡和六畜的，一切污秽不洁的气体都不能进嘴，进嘴就对人体有害，会损伤人体的正气。如果不小心接触了污秽不洁之气，要立刻屏住呼吸，尽量闭上眼睛迅速离开，而且要喝点酒来清除邪气。如果感觉邪气已进入腹中，身体出现不适，要立即调气，逼出体内的浊气，立即吸进新鲜的空气，用意念把新鲜空气送到下丹田，并且配合用手引导，再吃点辣椒和喝一两盏白酒，就会使邪气消散了。

（3）坚持习练服气的好处

原文　服气一年，通气；二年，通血实；三年功成，元气凝实，纵有触犯，无能为患。日服千咽，不足为多，返老还童，渐从此矣。气化为津，津化为血，血化为精，精化为髓，髓化为筋。一年易气，二年易血，三年易脉，四年易肉，五年易髓，六年易筋，七年易骨，八年易发，九年易形，即三万六千真神，皆在身中，化为仙童，号曰真人矣。勤修不怠，则关节相连，五脏牢固。《黄庭经》云："千千百百自相连，一一十十似重山。"是内气不出，外气不入，寒暑不侵，刀兵不害，升腾变化，寿同三光也。

解读　服气一年以后，身体的气机就通畅了；服气两年以后，血脉也畅通了；服气三年以后，元气已经凝聚，正气充实。即使外邪侵犯人体正气，也不会导致疾病。每天服气漱咽津液千次，也不会太多，从此，可使人返老还童。气化生为津液，津液化生为血液，血液化生为精，精化生为髓，髓化生为筋。练功一年可使气机通畅，两年可使血脉通利，三年可使脉络充实，四年可使肌肉强劲，五年可使脑髓充实，六年可使筋脉强健，七年可使骨骼坚硬，八年可使头发变得乌黑，九年可使身体健壮，使三万六千真神都汇集于身体中，便可化为仙童，称为真人。这样勤于修炼而不懈怠，就能使关节灵活，五脏牢固。《黄庭经》说："人体的千百筋脉都是相通的，就像连绵不绝的大山一样。"使正气不外泄，邪气不内侵，无论寒暑之邪都不能侵害身体，兵刃也难以造成伤害，人体好像能够升腾气化一样，与日月星辰同寿。

饮食调护法主要讲述服气之人饮食方面的注意事项，对练习服气有益或有害的食物都列举了一些，服气的人参考这些饮食建议，很有帮助。现代人比较注意饮食营养，都多多少少具备一些营养学的知识，对各类食物的营养、饮食结构都有一定认识，比较注意养生的人甚至会去了解营养配餐的知识、编制食谱。饮食调护法就提到了饮食与疾病的关系、食品污染的问题等。这与现代营养学的有些内容观点类似，可以参考。对于"三万六千真神都汇集于身体中、甚至可以化为仙童"这样的描述，可以暂时放在一边，参考其中对养生有帮助的部分就可以了。

第二节
治万病坐功法

治万病坐功法主要是以固定的姿势配合相应的呼吸，从而治疗疾病的方法。这种功法首先强调治疗各种疾病，要根据病位的情况来安放枕头。还介绍了练习的时候要运用不同的呼吸方法，例如用鼻吸气，仍然用鼻呼气；或是用鼻吸气，用口呼气；或用鼻慢慢吸气，然后屏住呼吸，等到了极限，再用口慢慢呼出；等等。

对练习不同动作的姿势也有介绍，其中端身正坐姿势的比较多，这种姿势可以很好地配合伸展腰部的动作；蹲坐时大多需要配合下肢动作；仰卧或俯卧可以很方便地放松身体，四肢都可以灵活地做动作。除了这些比较常见的姿势，还有只是身体局部做动作的，比如仰头，这多是治疗病在头部的；也有十个脚趾头往脚背的方向用力，来治疗腰脚病的。

所以练功时要注意这些细节，把每个动作按照要求做到位，全身放松，安定心神，排除一切杂念，使练功在形松心静下进行。这些方法现在的养生气功也在延用，如果能坚持练习，对疾病康复会有一定益处。

1. 用气功治病的总原则

（1）治病时对枕头的要求

原文　凡治诸病，病在喉中、胸中者，枕高七寸；病在心下者，枕高四寸；病在脐下者，去枕。

解读　用气功治疗疾病，发病部位如果在咽喉部或者是胸部，睡觉的时候枕头要垫高七寸左右；发病部位在胃或者上腹部的时候，睡觉时枕头要垫高四寸；发病部位在肚脐以下的话，睡觉的时候要去掉枕头。

（2）泻法和补法

原文　以口出气，鼻纳气者，名曰泻。闭口温气咽之者，名曰补。

解读　用口吐气，用鼻子吸气的，就叫做泻法；闭口，使气体在口中温暖了以后再咽下去的，就叫做补法。

（3）怎么用导引的方法祛病？

原文　欲引头病者，仰头。欲引腰脚病者，仰足十指。欲引胸中病者，挽足十指。欲引去腹中寒热诸所不快者，皆闭气。胀腹欲息者，须以鼻息。已，复为，至愈乃止矣。

解读　想要消除头部的疾病，要多做仰头的动作。想要用导引的方法治疗腰脚病，就让十个脚趾头往脚背的方向用力。想要用导引的方法治疗胸部的疾病，就让十个脚趾头往脚心的方向用力。想要用导引的方法治疗腹部的寒证或热证，应该多闭气。腹部胀满想要喘息的话，需要用鼻子呼吸。这些导引的方法应该每天坚持，直到疾病痊愈了为止。

（4）胸部疼痛怎么调？

原文　平坐，伸腰、脚、两臂，展手据地，口徐吐气，以鼻纳之，除胸

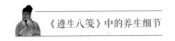

中肺中之痛，咽气令温，闭目行也。

解读 平稳地坐好，伸展腰、脚和两臂，展开双手撑地，嘴里慢慢吐气，用鼻子吸气，可以治疗肺部或胸部疼痛。咽气的时候要用口含着气，让气温和了以后再咽下去，闭着眼睛用意念引导气的运行。

（5）头晕眼花怎么调？

原文 端坐，伸腰，以鼻纳气，闭之，自前后摇头各三十次，除头虚空花，天旋地转之疾，闭目摇之。

解读 端正地坐好，伸直腰部，用鼻子吸气后屏住呼吸，在前后方向上摇头各三十次，可以治疗头晕眼花、看东西觉得天旋地转的病。注意摇头的时候一定要闭上眼睛。

2. 治心脏相关疾病

原文 将左胁侧卧，以口吐气，以鼻纳之，除积聚心下不快之证。

解读 身体向左侧卧，用嘴吐气，用鼻子吸气，可治疗心脏下部附近的疾病。

3. 治口鼻相关疾病

原文 端坐，伸腰，徐以鼻纳气，以右手持鼻摇，目昏若泪出者，去鼻中息，亦治耳聋，亦除伤寒头痛之疾，皆当以汗出为度。

解读 端正地坐好，伸直腰部，鼻子慢慢吸气，用右手捏住鼻子摇动，可治疗看不清东西、迎风流泪，祛除鼻息肉，也能治疗耳聋、伤寒头痛等疾病，都应该以出汗为度。

4. 治腹部相关疾病

原文　正偃卧，以口徐出气，以鼻纳之，除里急，饱食。后小咽，若咽气，数至十，令温为度。若气寒者，使人干呕、腹痛，可用鼻纳气咽之七，至十，至百，则大填腹内，除邪气，补正气也。

解读　脸朝上正面躺好，嘴慢慢吐气，鼻子吸气，可以治疗排便不顺畅、里急后重、腹部胀满不舒服等病。然后咽气，咽气的时候要等口中的气变得温暖了再咽下去。如果吸入的气比较寒冷，容易导致干呕、腹痛，可以用鼻子吸气吞咽七次、十次甚至是百次，就能充实腹部，祛除腹内的邪气，补充正气。

5. 治双胁及皮肤相关疾病

原文　右胁侧卧，以鼻纳气，以口小吐气，数至十，两手相摩热，以摩腹，令其气下出之。除两胁皮肤痛闷之疾，愈即止。

解读　身体向右侧卧，鼻子吸气，嘴慢慢吐气，数到十次，两手摩擦直到感觉手热起来，然后用手掌揉摩腹部，让邪气从下面排出，可以消除两侧肋骨附近胀满及皮肤疼痛之类的疾病，病好了就不必再做。

6. 治胁下积聚

原文　端坐，伸腰直，上展两臂，仰两手掌，以鼻纳气闭之，自极七息，名曰蜀王台。除胁下积聚之疾。

解读　端正地坐好，伸直腰部，两手臂向上伸展，两手掌向上，用鼻子吸气后屏住呼吸，闭气到快要忍受不了，呼吸七次，这就叫做蜀王台，可以治疗胁

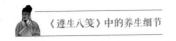

下积聚，感觉痛或胀一类的疾病。

7. 治内热及后背疼痛

原文 覆卧，去枕，竖立两足，以鼻纳气四，复以鼻出之四。若气出之极，令微气再入鼻申，勿令鼻知。除身中热，及背痛之疾。

解读 脸朝上正面躺好，去掉枕头，把两只脚竖起来，用鼻子吸气四次，再用鼻子呼气四次，气全都呼出去之后，慢慢从鼻孔吸气，要轻微得好像连鼻子都感觉不到，可以治疗有内热及后背疼痛这样的病。

8. 治手臂及后背疼痛等疾病

原文 端坐，伸腰，举左手仰其掌，却，右手同。除两臂及背痛之疾，气结积聚之病。

解读 端正地坐好，伸直腰部，向上举左手并使掌心向上，然后收回，再举起右手并掌心向上，可以治疗手臂及后背疼痛，也能治疗气机郁结导致的积聚。

9. 养颜

原文 端坐，以两手相叉抱膝，闭气鼓腹二七或三七，气满则吐，以气通畅为度。行之十年，老有少容。

解读 端正地坐好，两手交叉后抱膝，屏住呼吸，鼓起腹部十四次或二十一次，感觉气满了就呼出来，直到气机通畅为止。这样坚持10年可使人容貌不容易变老。

10. 治疗头风病

原文　端坐，伸腰，左右倾侧，闭目，以鼻纳气，除头风。自极七息，止。

解读　端正地坐好，伸直腰部，交替向左右两侧弯腰，闭上眼睛，用鼻子吸气，呼吸七次后停止，可治疗头风病。

11. 治疗食积

原文　端坐，伸腰，鼻纳气数十为度。除腹中饮食满饱。若快则止，未便者，复为之。若腹中有寒气，亦为之。

解读　端正地坐好，伸直腰部，用鼻子吸气十多次，可治疗吃多了造成的食积，大便通畅就停止，如果还是没有大便，就继续练。如果感觉腹内有寒气，也可用这个办法治疗。

12. 治疗后背拘急等相关疾病

原文　端坐，使两手如张弓势，满射数四。可治四肢烦闷，背急。每日，或时为之，佳。

解读　端正地坐好，从两手张开好像拉弓一样，到拉满弓，一共做四次，可治疗四肢烦闷不适，后背拘急、发紧。每天练，经常练最好。

13. 治疗气机不畅等相关疾病

原文　端坐伸腰，举左手仰掌，以右手承右胁，以鼻纳气，自极七息。

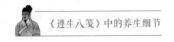

除瘀血、阻气等，并皆治之。

解读 端正地坐好，伸直腰部，举起左手并掌心向上，用右手按着右胁部，用鼻子吸气，这样深呼吸七次。可治疗有瘀血、气机不畅一类的病证。

14. 治疗胃寒等相关疾病

原文 端坐，伸腰，举右手仰掌，以左手承左胁，以鼻纳气，自极七息。除胃寒食不变，则愈。

解读 端正地坐好，伸直腰部，举起右手并掌心向上，用左手按着左胁部，鼻子吸气，这样深呼吸七次。可治疗胃寒、饮食不消化一类的病证。

15. 治疗热病

原文 两手却据，仰头，自以鼻纳息，因而咽之数十。除热，身中伤死肌肉等，治之而愈。

解读 两手抱着头后部，仰着头，用鼻子吸气，咽气数十次。可治疗热病、身体肌肉坏死等。

16. 治疗周身疼痛等相关疾病

原文 正偃卧，端展足臂，以鼻纳气，自极七息，摇足三十而止。除胸足中寒、周身痹、厥逆、嗽。

解读 面朝上躺好，平展双足和手臂，用鼻子吸气，这样吸气七次，摇动双脚三十次后停止，可以消除胸部和足部的寒气，治疗周身疼痛、四肢发凉、咳嗽等病证。

17. 治疗双腿行走不便相关疾病

原文 偃卧，屈膝，令两膝头内向相对，手翻两足，伸腰，以鼻纳气，自极七息。除痹疼热痛，两髀不遂。

解读 仰面躺好，屈膝，把两个膝盖向内相对，用手翻两脚，伸展腰部，用鼻子吸气，这样深吸气七次，可消除痹痛和热性的疼痛，治疗双腿行走不便之类的疾病。

18. 治疗身体昏沉等相关疾病

原文 平坐，两手抱头宛转上下，名为开胁。身体昏沉不通畅者，并皆治之愈。

解读 平稳地坐好，双手抱头上下活动，这种办法叫做开胁，可治疗身体昏昏沉沉、血脉不通畅之类的疾病。

19. 治疗瘀证、痹证等相关疾病

原文 踞坐，伸右脚，两手抱左膝头，伸腰。以鼻纳气，自极七息。除难屈伸，及拜起髀中痛、瘀痹等病，并皆治之。

解读 蹲坐好，然后伸直右脚，双手抱着左膝，伸展腰部，用鼻子吸气，这样深吸气七次，可治疗下肢屈伸不灵活，以及跪起的时候大腿疼痛、瘀证、痹

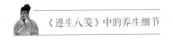

证等病。

20. 治疗下肢相关疾病

原文 踞坐，伸左足，两手抱右膝，伸腰，以鼻纳气，自极七息，展左足着外。除难屈伸，及拜起髀中疼。一本云：除风，并目晦、耳聋。

解读 蹲坐好，然后伸直左脚，两手抱着右膝，伸展腰部，用鼻子吸气，这样深吸气七次，把左脚朝外伸展，可治疗下肢屈伸不灵活，以及跪起的时候大腿疼痛。也有一种说法是，可以祛除风邪，治疗眼睛看东西昏暗、耳聋等。

21. 治疗阴部潮湿等相关疾病

原文 正偃卧，直两手捻胞所在，令如油囊裹丹。治阴下湿，小便难倾，小腹重，不快。若腹中热，但口出气，鼻纳之数十，止，亦不须小咽之。若腹中不热者，行七息，以温气咽之十，止。

解读 面朝上躺好，伸直双手捻揉膀胱处，可治疗阴部潮湿、小便不畅快、小腹重胀不适等病证。按揉的时候如果腹内灼热，就用嘴呼气、用鼻子吸气十次，然后停止，也不用小口地咽气。如果腹内没有热的感觉，就呼吸七次，把温气咽下去，十次后停止。

22. 治疗脚酸痛等疾病

原文 覆卧，傍视两踵，伸腰，以鼻纳气，自极七息。除脚中弦痛转筋及脚酸痛。

解读　面朝下俯卧，从两旁看两脚跟，伸直腰部，用鼻子深吸气七次，可治疗脚中紧绷的痛、转筋和脚酸痛。

23. 治疗腰酸背痛

原文　踞坐，两手抱两膝头，以鼻纳气，自极七息。除腰痹背痛。

解读　蹲坐好，双手抱着两个膝盖，用鼻子吸气七次，可以治疗腰酸背痛。

24. 治疗脚冷痛等疾病

原文　偃卧，展两髀两手，令两踵相向，亦鼻纳气，自极七息。除死肌及足髀寒疼之疾。

解读　面朝上躺好，伸直四肢，使两脚跟相向，用鼻子吸气，这样深呼吸七次，可以治疗肌肉僵硬坏死以及脚冷痛等病。

25. 治疗消化不良等疾病

原文　偃卧，展两手、两髀、左膀、两足踵，以鼻纳气，自极七息。除胃中有食不消、苦呕之疾。

解读　面朝上躺好，伸展开双手、双脚、左肩膀、双足跟，用鼻子深吸气七次，可以治疗胃内食积、消化不良、呕吐等病证。

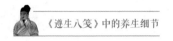

26. 治疗全身痹痛等疾病

原文 踞坐，伸腰，以两手引两踵，以鼻纳气，自极七息，向两膝头者。除身痹、呕逆之疾。

解读 蹲坐好，伸直腰部，用两手握着两脚，使膝盖尽量往下靠，用鼻子深深吸气七次，可以治疗全身痹痛、呕吐、打嗝等病证。

27. 治疗腹内拘急疼痛

原文 偃卧，展两手两足，仰足趾，以鼻纳气，自极七息。除腹中弦急切痛。

解读 面朝上躺好，伸展开双手双脚，脚趾朝上，用鼻子深深吸气七次，可以治疗腹内感觉紧绷的拘急疼痛。

28. 治疗厥证

原文 偃卧，左足踵拘右足拇趾，以鼻纳气，自极七息。除厥疾。若人脚错踵，不拘拇趾，依法行之。

解读 面朝上躺好，用左脚跟顶住右脚的大拇趾，用鼻子深深吸气七次，可以治疗厥证。如果脚跟顶住拇趾有困难，抵住别的脚趾也可以。

29. 治疗周身困重疼痛等疾病

原文 偃卧，以右足踵拘左足拇趾，以鼻纳气，自极七息。除周身痹。

解读　面朝上躺好，用右脚跟顶住左脚的大拇趾，用鼻子深深吸气七次，可以治疗周身困重、麻木、疼痛一类的病证。

30.　病在左的呼吸方法

原文　病若在左，端坐，伸腰，右视目，以鼻纳气，极而吐之数十，止。闭目而作。

解读　如果疾病在身体的左侧，就端正地坐好，伸直腰部，眼睛向右看，用鼻子深深吸气，再吐气十次，然后停止。闭着眼睛练习。

31.　病在心下的呼吸方法

原文　若病在心下积聚者，端坐，伸腰，向日仰头，徐以鼻纳气，因而咽之，三十而止。开目而作。

解读　如果发病部位在心下、胃的附近，就端正地坐好，伸直腰部，仰头向着太阳，慢慢用鼻子吸气，然后把气咽下，连续做三十次。睁着眼睛练习。

32.　病在右的呼吸方法

原文　若病在右，端坐，伸腰，左视目，以鼻徐纳气而咽之数十，止。

解读　如果疾病在身体的右侧，就端正地坐好，伸直腰部，眼睛往左看，用鼻子慢慢地吸气并吞咽数十次，然后停止。

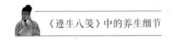

33. 日咽津液千次

原文 《元阳经》云："常以鼻纳气，含而漱之，舌撩唇齿，咽之，一日夜得千咽者，大佳。当少饮食，多即气逆，逆则百脉闭，百脉闭则气不行，气不行则疾病生。"

解读 《元阳经》上说：经常用鼻子吸气，用舌头撩口中的津液，然后咽下去，一天能咽一千次的最好。应当减少饮食，吃多了会发生气机逆乱，气逆则血脉闭塞，血脉闭塞则气运行不畅，气的运行不通畅会导致疾病的发生。

第三节
八段锦导引保健康

八段锦是我国古代流传较广且独立而比较完善的一种健身方法。练习八段锦需要呼吸自然，心神宁静，动作柔和缓慢而连贯，松紧有度，动静结合。现在很多实验证明，八段锦对改善亚健康状态、对抗慢性疲劳、调整心理亚健康状态、改善心肺功能，以及缓解高血糖、高血脂、高血压，都有一定效果。想要练习的人可以看一些带动作要领讲解的练功视频，这样更直观而准确。而且八段锦对练习者、场地、时间没有太多要求，也很容易学，大家不妨一试。

1. 详解如何习练八段锦

原文 闭目冥心坐，冥心盘跌而坐。握固静思神。叩齿三十六，两手抱昆仑。又两手向项后，数九息，勿令耳闻，自此以后，出入息皆不可使耳闻。

解读　闭目专心盘腿静坐，两手握固，让心神保持平静。上下牙相叩作响三十六次。两手十指交叉，抱住后头项部，暗自数着鼻子吸气的次数，九次，呼吸要轻柔，不要让耳朵听见呼吸声。之后，整个过程都不要让耳朵听见呼吸声。

原文　左右鸣天鼓，二十四度闻。移两手心掩两耳，先以第二指压中指，弹击脑后，左右各二十四次。

解读　呼吸九次完成后，松开交叉的十指，并移到耳后，用手掌盖住耳朵，把食指交叠于中指上，再用食指弹击脑后，左右两手同时都是二十四次。

原文　微摆撼天柱，摇头左右顾，肩膊随转动二十四，先须握固。赤龙搅水津。赤龙者，舌也，以舌搅口齿并左右颊，待津液生而咽。

解读　两手恢复握着拇指的握拳姿势，低头扭动脖子向左右两侧看，肩膀也随着转动二十四次。用舌头抵住上腭，再上下左右搅动口内的津液，让津液满口之后咽下。

原文　漱津三十六（一云鼓漱）。神水满口匀。

解读　漱口中的津液三十六次，咽的时候让津液满口，一口分三次咽下，用意念推动气，使气推动津液运行。

原文　一口分三咽，所漱津液分作三口，作汨汨声而咽之。龙行虎自奔。液为龙，气为虎。

解读　将口中津液分三次汨汨咽下，用意念推动气，使气推动津液运行。

原文　闭气搓手热，以鼻引清气闭之，少顷，搓手急数令热极，鼻中徐徐乃放气出。背摩后精门。精门者，腰后外肾也，合手心摩毕，收手握固。

解读　用鼻子吸入自然界的清气后屏住呼吸，迅速将两手掌搓热，用搓热的手按摩后腰部，同时鼻子慢慢呼气，然后两手回到握住拇指的握拳姿势。

原文　尽此一口气。再闭气也，想火烧脐轮。闭口鼻之气，想用心火下烧丹田，觉热极，即用后法。

解读　继续闭气，用意念把心火引下去温暖丹田，感觉丹田温暖了，就从鼻子呼气。

原文　左右辘轳转，俯首摆撼两肩三十六，想火自丹田透双关入脑户。鼻引清气，闭少顷间。两脚放舒伸。放直两脚。

解读　用鼻子吸清气，闭气一会儿，然后弯曲双手，先从左手带动肩膀转三十六次，随后右手做一样的动作，并用意念将火从丹田引导到脑部，最后放开盘着的脚，把脚向前伸直。

原文　叉手双虚托，叉手相交，向上托空三次或九次。低头攀脚频，以两手向前攀脚心十二次，乃收足端坐。

解读　双手交叉，翻手掌向上，把手掌放在头顶，然后向上托举，这样重复三次或九次。用两手向前攀脚心十二次，然后把脚收回来盘腿坐好。

原文　以候逆水上，候口中津液生，如未生，再用急搅取水，同前法。再漱再吞津。如此三度毕，神水九次吞。谓再漱三十六，如前口分三咽，乃为九也。咽下汨汨响，百脉自调匀。

解读　再用舌头在口内搅动，直到津液满口，后鼓动两颊漱口三十六次，分三次咽下。这样共咽九次，吞咽的时候要汩汩作响。

原文　河车搬运讫，摆肩并身二十四次，再转辘轳二十四次。发火遍烧身。想丹田火自下而上，遍烧身体，想时口鼻皆闭气少顷。

解读　摇动肩膀和身体二十四次，再像转轱辘一样转动二十四次。心中要想象脐下丹田有热气像火一样，然后闭气，让热气循着督脉上升到咽喉，然后从喉中降到丹田，感觉全身发热。

2. 习练八段锦的最佳时间

原文　诀曰：其法于甲子日，夜半子时起首，行时口中不得出气，唯鼻中微放清气。每日子后午前，各行一次，或昼夜共行三次，久而自知。蠲除疾病，渐觉身轻，能勤苦不怠，则仙道不远矣。

高子曰：以上名八段锦法，乃古圣相传，故为图有八。握固二字，人多不考，岂特闭目见自己之目，冥心见自己之心哉？趺坐时，当以左脚后跟曲顶肾茎根下动处，不令精窍漏泄云耳。行功何必拘以子午，但一日之中，得有身闲心静处，便是下手所在，多寡随行。若认定二时，忙迫当如之何？入道者，不可不知。

解读　口诀中说：练习八段锦应该在甲子日，夜半子时开始练，练习的过程中不能用口呼吸，只能用鼻子轻柔地呼吸。每天午时后、子时前各练一次，或一天一共练三次。练习的时间长了之后，疾病都渐渐消除了，人也感觉身体轻便了。如果能坚持不懈地练，离仙道也不远了。

高子说：上面说的就是八段锦，是远古圣贤一代一代传下来的，所以还留有八幅练功图。握固二字，许多人都不明白，也不去考证，难道仅仅是闭目内视吗？盘腿而坐时，当以左脚后跟顶住阴茎根下搏动之处，不使精气从精窍泄露出去。练功不必局限于子时或午时，只要一天当中心境清净的时候就可以练。如果固执地认定子时、午时两个时辰，人一旦忙起来没时间练怎么办呢？所以，练习养生的人，不能不知道。

3. 八段锦坐功图

叩齿集神图势

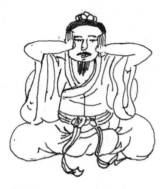

叩齿集神三十六。两手抱昆仑，双手击天鼓二十四。

上法先须闭目冥心盘坐，握固静思，然后叩齿集神，次叉两手向项后，数九息，勿令耳闻，乃移手各掩耳，以第二指压中指，击弹脑后左右各二十四次。

摇天柱图势

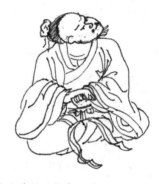

左右手摇天柱各二十四。

上法先须握固，乃摇头左右颈肩膊随动二十四。

舌搅漱咽图势

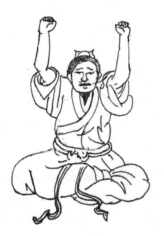

左右舌搅上腭三十六漱，三十六分作三口如硬物咽之，然后方得行火。

上法以舌搅口齿并左右颊，待津液生方漱之，至满口方咽之。

摩肾堂图势

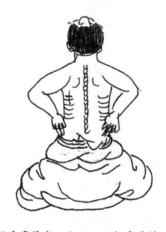

两手摩肾堂三十六，以数多更妙。

上法闭气搓手令热后，摩肾堂如数，毕，仍收手握固，再闭气，想用心火下烧丹田，觉热极即用后法。

单关辘轳图势

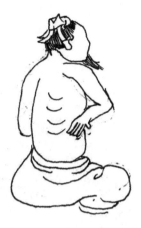

左右单关辘轳各三十六。

上法须俯首摆撼左肩三十六次，右肩亦三十六次。

左右辘轳图势

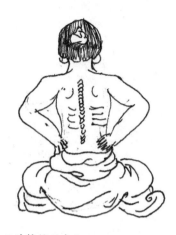

双关辘轳三十六。

上法两肩并摆撼至三十六数，想火自丹田透双关入脑户，鼻引清气，后伸两脚。

左右按顶图势

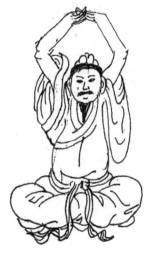

两手相搓，当呵五呵后叉手托天按顶各九次。

上法两手相叉向上托空三次或九次。

钩攀图势

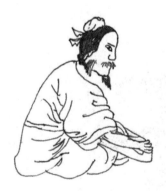

以两手如钩向前攀双脚心十二次，再收足端坐。

上法以两手向前攀脚心十二次，乃收足端坐，候口中津液生，再漱再吞，一如前数，摆肩并身二十四，及再辘轳二十四次，想丹田火自下而上遍烧身体，想时口鼻皆须闭气少顷。

111

第五章

药食同源养生

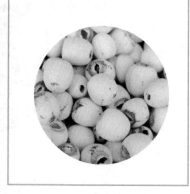

　　饮食是滋养形体的主要手段，而饮食不节又常常是造成疾病的重要原因。在古代养生家看来，饮食的目的不在于追求口腹之乐，玉盘珍馐，色香味之感官快乐，而在于通过饮食、药饵的调养，来补益人体的精气神明，调整人体的气血阴阳，以达到健康长寿的目的。

第一节
茶水漱口，功效佳

中国茶文化有着悠久的历史。茶不仅仅是一种饮品，更对人类的生活、健康都有着极大的影响。经常饮茶品，能够清心安神、润达喉肠、降脂减肥、延年益寿。此外，使用茶水漱口也是一种有效的保健方法。饭后，口腔内的残余食渣多含酸性，会腐蚀牙齿，导致龋齿等牙齿疾病。用茶水漱口可反复冲刷口腔各个部位，将其中的食物残渣和部分牙垢清除出来。同时，茶叶属碱性，能够中和酸性，抑制和消灭病菌，在一定程度上预防龋齿的发生。

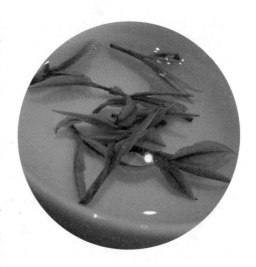

原文 人饮真茶，能止渴消食，除痰少睡，利水道，明目益思（出自《本草拾遗》），除烦去腻。人固不可一日无茶，然或有忌而不饮。

每食已，辄以浓茶漱口，烦腻既去，而脾胃不损。凡肉之在齿间者，得茶漱涤之，乃尽消缩，不觉脱去，不烦刺挑也。而齿性便苦，缘此渐坚密，蠹毒自已矣。然率用中茶。（出自《苏轼文集》）

解读 饮茶能止渴消食，除痰醒脑，利尿，明目益思，除烦去腻。每次吃饭后，用浓茶漱口，烦腻顿去，并且不损脾胃。要是牙齿缝间夹有肉渣，用茶漱口，会全部消缩，不知不觉就脱出来了，不用再去挑它。而且齿性宜苦，常饮苦茶能使牙齿逐渐坚密，蛀虫也不能侵入。

第二节
12 种古代天然保健饮料

熟水，是指把花草、香料，或者气味芳香、甘甜的药草等天然材料放入沸水中，稍凉之后，采其辛香清新之气味，代茶饮用，具有解渴、调养身体、祛病等功效。类似于现今的保健凉茶。以下介绍了古代常见的12种熟水配制方法，各种中药材的用量及配制方法记叙得十分清楚，这些内容在当今仍十分受用。

1. 稻叶熟水

采禾苗晒干，每次使用时先将壶中的水烧开，然后烧稻叶，带着火焰投入水中，用盖子盖紧。一会儿就可倒出来服用，很香。

2. 橘叶熟水

采来晒干，如上法泡用。

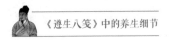

3. 桂叶熟水

采来晒干，如上法泡用。

4. 紫苏熟水

采叶，在火上隔纸烘焙，不能翻动，等到散发出香味时，收起。每次服用，先用滚汤洗泡一次，倒掉水，再将泡过的紫苏放入壶中，注入开水。服用后能宽胸导滞。

5. 沉香熟水

用一两小块上好的沉香，在炉上烧烟，以壶口覆盖住火炉，不让烟气从旁边冒出。等到烟尽，马上将开水倒进壶中，把盖子盖严实，然后倒出服用。

6. 丁香熟水

用一两粒丁香，捣碎，放进壶中，倒入开水。其香气馥郁，只是微微有一点热。

7. 砂仁熟水

用三五颗砂仁，一二钱甘草，碾碎后放进壶中，倒入开水泡，香美可食。善于消除壅隔，去胸膈滞气。

8. 花香熟水

采茉莉、玫瑰半开的蕊头，把一碗开水晾凉，将花蕊浸入水中，盖碗密封。第二天早晨食用时，拿去花，先装一壶开水，再加入浸花水一两小盏，整壶水都香霭可服。

9. 檀香熟水

如沉香熟水方法。

10. 豆蔻熟水

用豆蔻一钱、甘草三钱、石菖蒲五分，研为细末，装入干净的瓦壶，将开水浇在上面后食用。如果味道太浓，可再加热水后食用。

11. 桂浆

官桂一两，研为末；白蜜二碗。先将水二斗煮成一斗多，倒入瓷坛中，待晾凉后，放入官桂、白蜜，搅拌二百余遍。先用一层油纸，外加数层绵纸，再密封坛口五日到七日，水就能喝了。或用木楔密封坛口，放入井中三五天，便会冰凉可口。每次服用一两杯。可祛暑解烦，去热生凉，百病不生。

12. 香橼汤

用大香橼，量以二十个为准，切开，用竹刀刮去内穰，装进囊袋，用橡筋扎紧收起。将皮刮去白，细细切碎，放入笊篱中在热开水中煮一两次，榨干后收起，放入前穰内，加炒盐四两、甘草末一两、檀香末三钱、沉香末一钱（不用也可以）、白蔻仁末二钱和匀，用瓶密封，可长久藏用。每次使用时用筷子挑一两匙，放入白开水中冲服。可治胸膈胀满、膨气，醒酒化食，导痰开郁，妙不可言。不可多服，恐伤元气。

第三节
祛病养生话药粥

粥在中国民间是一种独特的传统饮食。不仅可以用来充饥，也可以用来治疗疾病。医圣张仲景在临床中十分重视粥的运用，例如：在桂枝汤和栝楼桂枝汤的治疗过程中，采用粥以发汗，以助药力。人们在生活中还可以将中药或具有药性的食物和适量的米，通过合理的搭配熬制成药粥。不仅做法简单，而且营养丰富。长期食用，具有调节脏腑功能、扶正祛邪、强身健体的功效。

1. 芡实粥

用芡实去壳三合，将新鲜的研成膏，陈旧的制成粉，和粳米三合煮粥食用。能益精气，强智力，聪耳目。

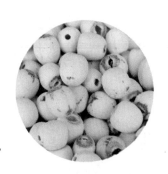

2. 莲子粥

用莲肉一两，去皮，煮烂捣细，加入三合糯米，煮粥，食用。功效同上。

3. 竹叶粥

用竹叶五十片、石膏二两、水三碗，煎至二碗，澄清，去渣，加入三合米，煮粥，再加白糖一二匙食用。治膈上风热，头目赤。

4. 甘蔗粥

用甘蔗榨浆三碗，加入四合米，煮粥，空腹食用。治咳嗽虚热，口燥，涕浓，舌干。

5. 羊肉山药粥

用羊肉四两捣烂，加入一合山药末、盐少许、粳米三合，煮粥食用。治虚劳骨蒸。

6. 紫苏粥

将紫苏研成末，加水取汁，煮到粥快要熟时，依量加苏子汁，搅匀食用。治老人脚气。须用家苏才妙。

7. 山药粥

将怀山药研为末，按四六的比例加水煮粥。食后很补下元。

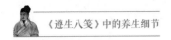

8. 羊肾粥

枸杞叶半斤，米三合，羊肾两个切碎，葱头五个（干的也可以），同煮粥，加些盐味。食后可治腰脚疼痛。

9. 猪肾粥

用人参二分、葱白少许、防风一分，捣成末，同三合粳米，入锅煮至半熟。将猪肾一对，去膜，切成薄片，用淡盐腌片刻，将粥倒入锅中，投入肾片不再搅动，慢火再煮多时。食后能治耳聋。

10. 羊肉粥

用烂羊肉四两，切细，加人参末一钱、白茯苓末一钱、大枣二个（切细）、黄芪五分，再加入粳米三合，洒入精盐二三分煮粥。食后治羸弱，壮阳。

11. 扁豆粥

白扁豆半斤，人参二钱切成细片，用水煎汁，下米煮成粥。食后益精力，又治小儿霍乱。

12. 茯苓粥

将茯苓研为末，净重一两，粳米二合，先把粥煮熟，再下茯苓等末同煮后一起食用。治想睡不得睡。

第四节
滋补药酒，药食合一

自古以来，酒是人们普遍接受和喜爱之品。有时中药材的味道难以被人接受，便把酒与中药两者相结合，药食合一，各取所长。酒性温，味辛而苦甘，有温通血脉、宣散药力、温暖肠胃、祛散风寒、振奋阳气、消除疲劳等作用。不仅如此，酒还有助于药物成分的析出，中药的多种成分都易溶解于酒精之中。更可以挟药力外达表、上于巅，使理气行血的药物发挥更好的疗效，故有酒为百药之长之称。因此，药酒对于疾病的防治、日常的养生保健具有其独特的优势。经常饮用药酒，既可强身健体，又可怡情怡性，相得益彰。

1. 山芋酒

用山药一斤、酥油三两、莲肉三两、冰片半分，同研成弹子般大小。每一壶酒，放一二丸药，热服有益。

2. 葡萄酒

用葡萄子取汁一斗，用曲四两，搅匀放入瓮中，封口，自然成酒，更有异香。另一做法：用蜜三斤、水一斗，同煎放入瓶中，待放温后，再加入曲末二两、白醇二两，用湿纸封口，放在洁净处，春秋季五日，夏季三日，冬季七日，

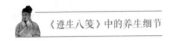

自然成酒且佳。行功导引时，喝一两杯，可使百脉流畅，气运无滞。

3. 白术酒

白术二十五斤，切片，用东流水二石五斗，浸缸中二十日，去渣，把汁倒进大盆中，夜晚露在大井中五夜，汁变成红色，取以浸曲作酒。取清澈的汁服用，除病延年，乌发坚齿，面有光泽，久服可长寿。

4. 地黄酒

用肥大地黄切一大斗，捣碎，糯米五升作饭，曲一大升，将三种药、食材放进盆中揉熟和匀，倒进瓮中，泥封，春夏季需二十一日，秋冬季需二十五日。满日打开看，上面有一盏绿液，是其精华，先取来饮用，其余的以生布纹汁如饴，收贮。味极甘美，功效同前。

5. 菖蒲酒

取九节菖蒲生捣，绞汁五斗，糯米五斗，炊饭，细曲五斤，拌匀，放入瓷坛，密盖二十一日即开，温服，每日服三次。可通血脉，滋荣卫，治风病骨立痿黄，以及医生所不能治的病。服一剂，百日后，便会容颜光彩，足力倍增，耳聪目明，白发变黑，齿落更生，夜能视物，延年益寿，功不尽述。

6. 天门冬酒

醇酒一斗，用六月六日曲末一升，好糯米五升作饭，天门冬煎五升。米要淘净晒干，取天门冬汁浸。先将酒浸曲，如常法候熟；炊饭后摊冷，用煎汁和饭，然后放入坛中。春夏季需七日，经常察看是否太热，秋冬季需十日方熟。东坡诗云："天门冬熟新年喜，曲米春香并舍闻"，说的就是这种酒。

7. 菊花酒

十月采甘菊花，去蒂，只取花二斤，摘洗干净，放进未过滤的米酒内搅匀，第二天早晨榨取，则味香清冽。凡一切有香味的花，如桂花、兰花、蔷薇，都可仿此法酿酒。

第六章

论赏鉴清玩之事

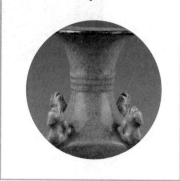

　　收藏鉴古，是一种清净之中的享受，是为了让精神有所寄托，超脱于外在器物所累赘，最终达到"心朗太虚，物我无碍"的理想境界。这种收藏鉴赏能使人获得一种健康、高雅而持续的美感，是其他任何一种娱乐形式都不能取代的。古人对艺术品、古董的清赏，不同于西方式的保持距离地静观，而是把玩摩挲，在这个过程中，鉴赏者全神贯注、集中精力，起到了调节神经、禅益健康的作用，原理和气功类似。因此，便有了"玩古悦性，收藏益寿"的观点。

第一节
汉唐铜章鉴赏

一般人很难把篆刻与养生联系起来，其实欣赏一方印章，可以让我们暂时忘掉生活的烦恼，投入一个新的世界，让内心宁静下来，追求由身及心的快乐，让思想获得养分，让情感有更多的空间，获得美好的生活体验，从而达到养生的目的。

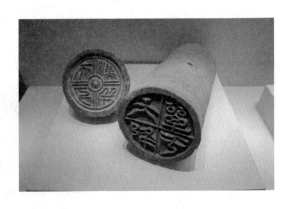

1. 官印、私印有什么区别？

原文 古之铜章，后先出土者，何止千万？即顾氏《印薮》，犹云未备。余先三入燕市，收有千方，十年之值，高下迥异。向无官私之别，今则分王侯伯长为官印，而价倍，倍于往时；以姓氏为私印，价则较常亦倍矣。官私之内，又多珍尚，有玉，有金，有银，有玛瑙、琥珀、宝石，有瓷烧，官、哥、青东三窑为多。

解读 古时的铜章，相继出土的，成千上万，即便是顾先生的《印薮》一书，仍然说没收集齐全。我曾多次到燕国集市收集了上千枚印章，这些印章在十年中，价格高低差别很大。从前没有官印和私印的区别，现在才把王侯伯长的印列为官印，其价值远远高于从前；将姓氏印列为私印，其价值比平常也高出一倍。在官印和私印中，又有许多珍品，有玉印、金印、银印，有玛瑙印、琥珀印、宝石印，有瓷烧印，瓷烧印中以官窑、歌窑、青州窑烧制的最多。

2. 印章上的印鼻，你知道吗?

原文 凡此印章，面用斗钮，间有以鹿为钮，以瓦为钮者。其铜章之钮，以龟，以螭，以辟邪，以驼，以凫，以虎，以坛，以兔，以瓦，以鱼，以钱，以覆斗，以环，以四连环，以亭，以鼻，以异兽，以鹿，以羊，以马，以狻猊，以豸。钮用镴金，涂金，细错金，银商金。

解读 大凡这些印章，上端以"斗"为印鼻，也有用鹿作印鼻或用瓦作印鼻的。而铜质印章的鼻，用龟、用螭、用辟邪、用驼、用凫、用虎、用坛、用兔、用瓦、用鱼、用钱、用覆斗、用环、用四连环、用亭、用鼻、用异兽、用鹿、用羊、用马、用狻猊、用豸等制作。印鼻的颜色，或用金色，或用涂金，或用细错金，或用银商金等颜色。

3. 说说子母章

原文 而制度之妙，有如一方，六面皆文，子母一套。母则钮铸母兽，子则子兽套成，如母抱子，内中或三方有文。余得一印，子母二套，三印俱

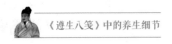

文，此又官私之中值之最上者也，亦不多得。

解读 印章制作工艺精妙，是一个立方体，六个面都刻有文字，子章和母章配成一套。母章的印鼻铸一头母兽，子章的印鼻铸一头子兽，两枚印章合在一起，好像母抱子一样，两者相接触的正中或者另三面刻有文字。我买到一方印，子章和母章一对共两套，这三枚印章都刻有边款文字，这又是官印和私印中价值最高的，也不可多得。

4. 玉章、宝章为啥被看重？

原文 其镌玉之法，用力精到，篆文笔意，不爽丝发，此必昆吾刀刻也。即汉人双钩碾玉之法，亦非后人可拟。故玉章、宝章，更为鉴家珍重。

解读 雕刻玉石的原则是用力要精细周到，篆文笔意，一丝不苟，一定要用昆吾山的玉石刀雕刻。汉代人的双钩碾玉刻法，后人是无法相比的。所以，玉章、宝章，更被鉴赏家们看重。

5. 印章上的印文都有啥？

原文 古人印文，姓氏之外，字及小字即乳讳也，别无闲散道号、家世名位、引用成语，惟臣某印。汉之君臣关防奏启，扣以小印。又如封之一字，古亦无之，后人创始。古之白记，即封字意也。曾见一印文曰："某氏私记，宜身致前，迫事无闲，愿君自发，封完印信。"此唐宋印也，汉人无此等语。即单字，象形禽鸟、龙虎、双螭、芝草，圆印有之。"子孙永宝""宜尔子孙""子孙世昌"等印，为闲文矣。

解读 古人的印文，除了姓氏之外，只有字号和小名，别无闲散道号、家族世代的名位或引用成现在的话，只是"臣某"的印。汉代的守关重臣向皇帝送奏折，用小印盖章。又如"封"字，是古时没有的，系后人创造。古时的"白记"，就是"封"字的意思。我曾见到一枚印章上刻有这样的文字："某氏私记，宜身致前，迫事无闲；愿君自发，封完印信。"这是唐宋时代的印章，汉代人不会刻这样的文字。就算是单个的字，也只会模仿禽鸟、龙虎、双螭、花草的形状，这常见于圆形的印章。刻有"子孙永宝""宜尔子孙""子孙世昌"等文字的印，都是闲文印章。

6. 官印装在哪儿?

原文　汉之官印，似有印箱佩带。余得一铜箱，高寸八分，方寸五分，制若今之官印匣同，前后铸有合扇、锁钮事件，旁有鼻耳，可贯绳索携佩，箱外青绿莹然，内藏子母印章一套，此亦小铜器中一奇物也。

解读　汉代的官印，有相应的印箱佩带。我收藏有一个铜印箱，高一寸八分，方一寸五分，形状和今天的官印印匣相同，印箱的前后铸有能开合的门扇和锁扣等，印箱的两边有鼻耳，可以在上面穿上绳索便于携带。印箱的外表像青绿玉石一样晶莹亮泽，箱内装有子母印章一套，这也是小铜器中的一件珍奇器物。

7. 打击假印不手软

原文　近日关中洛下利徒，翻铸假印，伙入真正，以愚收藏。若军司马王任日利，不一而足，且不易辨。今之刻拟汉章者，以汉篆刀笔自负。至有好奇，刻损边旁，残缺字画，谓有古意，可发大噱。即《印薮》六秩内，无十数伤损印文，即有伤痕，乃人土久远，水锈剥蚀，或贯泥沙，剔洗损伤，非古文有此。欲求古意，何不法古篆法刀法，而乃法其后人损伤形似，此又近日所当辨正。若诸名家，自无此等。

解读 近日，关中洛河下游一带贪利的小人，仿造假印，混入真品，用来愚弄收藏印章的人，像军司马王任日利等，不一而足，而且这类假印很不容易辨识。现在那些模仿刻制汉章的人，以汉代篆文雕刻的行家自居，以至有好奇之徒，故意刻损边旁，让笔画残缺，自认为有古意，实在令人好笑。就是《印数》六秩中搜集的印章，损伤印文的也没有超过十枚，即使是有伤痕，也是因埋入地里的年代久远，被水锈浸蚀，或是因填满了泥沙，在剔除清洗时有了损伤，并不是古印文原来就这样。想追求古意，为什么不效法古代的篆法和刀法，却学那些后人损伤笔画，而追求形似，这又是近来必须辨识清楚的。如果是行家，他们自然不会做出这样的事来。

8. 好石材可遇不可求

原文 又如青田石中有灯光石，莹洁如玉，照之真若灯辉，近更难得，价亦踊贵。内有点污者，不佳。外此有白石，有红黄青黑等石，又有黑白间色、红黄间色，温润坚细，可作图书。旧人喜刻此石为钮，若鬼功球钮。余曾见有自外及内，大小以渐滚动，总十二层，至中小球如绿豆止，不知何法刻成，真鬼功也。

解读 又如青田石中的灯光石，像玉那么晶莹洁白，在光照下，就像真的灯光，近年来很不容易得到，价格也非常昂贵。石里面有斑点的就不好了。除青田石之外，还有白石，有红、黄、青、黑等石，还有黑白相间的、红黄相间的，这些石头都质地温润，坚韧细腻，可用来雕刻印章。古人喜欢用这种石材做印鼻，如鬼工球印鼻，我曾见过有从外到内，从大到小球依次滚动的，一共十二层，滚到最里面的一个小球像绿豆般大小才停止，不知用什么方法刻成的，真是鬼斧神功！

9. 杭州刻制印鼻的石匠谁最牛？

原文 吾杭旧有刻纽称最者，惟岑东云、沈蓉湖二人，极工雕模。岑更善于连环，三五层叠，并奇异锦纹套挽等钮，其刻文亦高于沈，而沈之刻文不足取也。后有效者，甚乏古雅意趣。此亦印章中一善技也，故并录之。若闽中牙刻人马为钮者，是为印章疽毒，虽工何为？

解读 杭州过去最好的刻制印鼻的工匠，只有岑东云、沈蓉湖二人，擅长雕刻各种形状。岑东云更擅长于制作连环，三层五层相叠，还会制作奇特的彩色花纹套挽等印鼻，他刻的印文也高沈蓉湖一等；而沈蓉湖刻的文字，不可取。后人有效法他们的，但却缺少古朴雅致的意趣。这也算是制印章中比较高超的技法，所以一并记录下来。又如福建有用象牙雕刻人马做印鼻的工匠，这是刻制印章的疽毒，即使是做工精细，但又有什么用呢？

第二节
官哥窑器鉴赏

现在很多人收藏瓷器，一方面作为欣赏之用，另一方面也是一种投资。书上有记载的瓷器，流传史清楚的，件件都是天价。没有详细记载的才是多数，往往又伪品太多，艺术价值和市场价值都难以判定。当我们读完下面文字后就会发现，造假古已有之，高端艺术品投资，要慎之再慎，不要一失足成千古恨。不妨只把瓷器当作是艺术品，从鉴赏的角度细细品味，了解其蕴含的深邃历史和文化内涵，来修身养性。

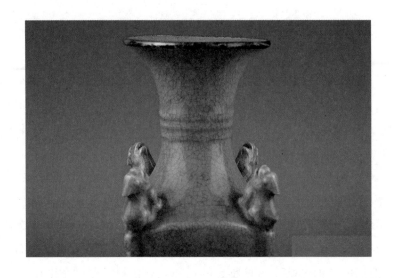

1. 窑器中的佼佼者

原文 高子曰：论窑器，必曰柴、汝、官、哥，然柴则余未之见，且论制不一，有云"青如天，明如镜，薄如纸，声如磬"，是薄瓷也。而曹明仲则曰："柴窑足多黄土。"何相悬也？

解读 高子说：说到窑器，一定会说柴窑、汝窑、官窑、哥窑，然而柴窑瓷器我未曾见过，而且众说纷纭。有人说"青如天，明如镜，薄如纸，声如磬"，是薄瓷。而曹明仲则说："柴窑底足多黄土。"他们的看法相差何其远。

2. 瓷器颜色如蛋白的汝窑

原文 汝窑，余尝见之，其色卵白，汁水莹厚，如堆脂然，汁中棕眼，隐若蟹爪，底有芝麻花细小挣钉。余藏一蒲芦大壶，圆底，光若僧首，圆处密排细小挣钉数十，上如吹埙收起，嘴若笔帽，仅二寸，直槊向天，壶口径四寸许，上加罩盖，腹大径尺，制亦奇矣。又见碟子大小数枚，圆浅瓷腹，磬口沩足，底有细钉。以官窑较之，质制滋润。

解读　汝窑的瓷器颜色如蛋白，盛入汁水后晶莹厚实，有如堆满凝脂，汁中有棕色小孔，隐隐约约像螃蟹爪子，底部有芝麻小花和细小的挣钉。我收藏有一个蒲芦大壶，圆底，光洁有如和尚的头，圆的地方密密地排列了几十颗细小的挣钉，壶的上部就像埧那样逐渐收束，壶嘴像笔帽，仅有二寸，像长矛那样竖直向上，壶口的直径四寸左右，上面加了罩盖，壶肚直径一尺，制作工艺也很奇妙。我还见过几只碟子般大小的圆浅瓷腹，口如磬，瓷足色泽光滑，底部有细钉。跟官窑的瓷器相比，汝窑瓷器的颜色质地更滋润。

3. 官哥窑上中下品之不同

原文　官窑品格，大率与哥窑相同，色取粉青为上，淡白次之，油灰色，色之下也。纹取冰裂鳝血为上，梅花片墨纹次之，细碎纹，纹之下也。

解读　官窑的品质风格，大致与哥窑相同，颜色以粉青色的为上品，淡白色的次之，油灰色是颜色中的下品。花纹以冰裂鳝血纹为上品，梅花片墨纹次之，细碎纹是花纹中的下品。

4. 别看到两耳壶就说是茄袋瓶

原文　论制，如商庚鼎、纯素鼎、葱管空足冲耳乳炉、商贯耳弓壶、大兽面花纹周贯耳壶、汉耳环壶、父已尊、祖丁尊，皆法古图式进呈物也。俗人凡见两耳壶式，不论式之美恶，咸指曰："茄袋瓶也。"孰知有等短矮肥腹无矩度者，似亦俗恶。若上五制，与敔姬壶样，深得古人铜铸体式，当为官窑第一妙品，岂可概以茄袋言之？

解读　说到样式，如商代庚鼎、纯素鼎、葱管空足冲耳乳炉、商贯耳弓壶、大兽面花纹周贯耳壶、汉耳环壶、父已尊、祖丁尊，全部是效法古代图样，是进献给皇帝的贡品。世人看见两耳壶，不论样式的美丑，都认为是茄袋瓶，哪知有短矮大肚没有固定式样的器物，似乎也很庸俗。以上五种样式，与敛姬壶一样，深得古人铜铸体式的真传，当是官窑的第一妙品，哪能一概说成是茄袋瓶呢？

5. 哪些样式是官哥窑的上品？

原文 又如葱管脚鼎炉、环耳汝炉、小竹节云板脚炉、冲耳牛奶足小炉、戟耳彝炉、盘口束腰桶肚大瓶、子一觚、立戈觚、周之小环觚、素觚、纸槌瓶、胆瓶、双耳匙箸瓶、笔筒、笔格、元葵笔洗、桶样大洗、瓮肚盂钵、二种水中丞、二色双桃水注、立瓜、卧瓜、卧茄水注、扁浅磬口橐盘、方印色池、四入角委角印色池、有文图书戟耳彝炉、小方著草瓶、小制汉壶、竹节段壁瓶，凡此皆官哥之上乘品也。

解读 又如葱管脚鼎炉、环耳汝炉、小竹节云板脚炉、冲耳牛奶足小炉、戟耳彝炉、盘口束腰桶肚大瓶、子一觚、立戈觚、周氏的小环觚、素觚、纸槌瓶、胆瓶、双耳匙箸瓶、笔筒、笔格、元葵笔洗、桶样大洗、瓮肚盂钵、二种水中丞、二色双桃水注、立瓜、卧瓜、卧茄水注、扁浅磬口橐盘、方印色池、四入角委角印色池、有文图书戟耳彝炉、小方著草瓶、小制汉壶、竹节段壁瓶，所有这些都是官窑和哥窑的上品。

6. 哪些样式是官哥窑的中品？

原文 桶炉、六棱瓶、盘口纸槌瓶、大著草瓶、鼓炉、菱花壁瓶、多嘴花罐、肥腹汉壶、大碗、中碗、茶盏、茶托、茶洗、提包茶壶、六棱酒壶、瓜壶、莲子壶、方圆八角酒鳖、酒杯、各制劝杯、大小圆碟、河西碟、荷叶盘、浅碟、桶子箍碟、绦环小池、中大酒海、方圆花盆、菖蒲盆底、龟背绦环六角长盆、观音弥勒、洞宾神像、鸡头罐、楂斗、圆砚、箸搁、二色文篆隶书象棋子、齐箸小碟、螭虎镇纸，凡此皆二窑之中乘品也。

解读　桶炉、六棱瓶、盘口纸槌瓶、大蓍草瓶、鼓炉、菱花壁瓶、多嘴花罐、肥腹汉壶、大碗、中碗、茶盏、茶托、茶洗、提包茶壶、六棱酒壶、瓜壶、莲子壶、方圆八角酒斝、酒杯、各种劝杯、大小圆碟、河西碟、荷叶盘、浅碟、桶子箍碟、绦环小池、中大酒海、方圆花盆、菖蒲盆底、龟背绦环六角长盆、观音弥勒、洞宾神像、鸡头罐、楂斗、圆砚、箸搁、二色文篆隶书象棋子、齐箸小碟、螭虎镇纸，所有这些都是官窑和哥窑的中等品。

7. 哪些样式是官哥窑的下品？

原文　又若大双耳高瓶、径尺大盘、夹底骰盆、大撞梅花瓣春胜合、棋子罐、大扁兽耳彝敦、鸟食罐、编笼小花瓶、大小平口药坛、眼药各制小罐、肥皂罐、中果盒子、蟋蟀盆内中事件、佛前供水碗、束腰六脚小架、各色酒案盘碟，凡此皆二窑之下乘品也。要知古人用意，无所不到，此余概论如是。其二窑烧造种种，未易悉举，例此可见。

解读　如大双耳高瓶、径尺大盘、夹底骰盆、大撞梅花瓣春胜合、棋子罐、大扁兽耳彝敦、鸟食罐、编笼小花瓶、大小平口药坛、各种眼药小罐、肥皂罐、中型果盒、蟋蟀盆内中事件、佛前供水碗、束腰六角小架、各色酒案盘碟，所有这些都是官窑和哥窑的下等品。要知道，古人的用意非常周到，这只是我们概略评议。而官、哥二窑烧制的众多瓷器，没法全部举出，由此可见一斑。

8. 紫口铁足谁珍贵？

原文　所谓官者，烧于宋修内司中，为官家造也。窑在杭之凤凰山下，其土紫，故足色若铁，时云紫口铁足。紫口，乃器口上仰，泑水流下，比周

135

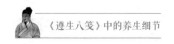

身较浅，故口微露紫痕。此何足贵？惟尚铁足，以他处之土咸不及此。

解读 所说的官窑，在宋代的修内司烧窑，是官家修造的。窑修建在杭州的凤凰山下，那里的泥土呈紫色，所以，烧制的瓷器底部像铁色，当时称为“紫口铁足”。紫口，是由于器口上仰，釉水下流，器口比器物颜色整体稍浅，所以器口微露紫痕，这有什么珍贵？只有铁足值得看重，因为其他任何地方的土质都不及这儿的好。

9. 官哥窑哪儿不一样？

原文 哥窑烧于私家，取土俱在此地。官窑质之隐纹如蟹爪，哥窑质之隐纹如鱼子，但汁料不如官料佳耳。二窑烧出器皿，时有窑变，状类蝴蝶、禽、鱼、麟、豹等象，布于本色，泑外变色，或黄黑，或红绿，形肖可爱，是皆火之文明幻化，否则理不可晓，似更难得。

解读 哥窑是私人经营，烧瓷器的泥土全取自这里。官窑瓷器釉面的隐纹像蟹爪，哥窑瓷器釉面的隐纹像鱼子，但所用的釉料都不如官窑用的好。官窑和哥窑烧出的瓷器常常发生窑变，形状类似蝴蝶、禽、鱼、麒麟、豹等，是由于分布于本色瓷坯上的釉发生了变色，有的变成黄黑，有的变成红绿，形象逼真可爱，这都是由火候变化产生的，否则就无法理解其中的变化，这种制作工艺似乎更加难得。

10. 混在哥窑中的效品

原文 后有董窑、乌泥窑，俱法官窑，质粗不润，而泑水燥暴，溷入哥窑，今亦传世。后若元末新烧，宛不及此。近年诸窑美者，亦有可取，惟紫骨与粉青色不相似耳。若今新烧，去诸窑远甚。亦有粉青色者，干燥无华，即光润者，变为绿色，且索大价愚人。

解读　后来又有董窑、乌泥窑，都效法官窑，但瓷器质地粗糙不润泽，而且釉面燥裂，混杂于哥窑之中，现在也在民间流传。后来像元代末年新烧的瓷器，还赶不上董窑和乌泥窑。近年来各窑烧制的精美瓷器，也有可取之处，只有紫骨色和粉青色不大相像。如现今新烧的瓷器，与过去各窑烧制的瓷器相差很远，也有粉青色的，但干燥而无光泽，即使是光滑润泽的，也变成了绿色，而且索要高价愚弄顾主。

11.　旧官哥窑瓷器摇身一变

原文　更有一种复烧，取旧官哥瓷器，如炉欠足耳、瓶损口棱者，以旧补旧，加以泑药，裹以泥合，入窑一火烧成，如旧制无异。但补处色浑，而本质干燥，不甚精采，得此更胜新烧。

解读　还有一种复制品，取用官窑、哥窑的旧瓷器，比如缺少足耳的炉、瓶口边缘受损的瓶等，用旧料补好，涂上釉水，用泥土包裹，放入窑内重新烧制，烧成后和旧样没有多少差异，但填补的部位颜色浑浊，且质地干燥，不太精致，但是能得到这样的复制品，也远胜过新烧的瓷器。

12.　官哥窑中的四类至宝

原文　奈何二窑如葱脚鼎炉，在海内仅存一二，乳炉、花觚，存计十数，彝炉或以百计，四品为鉴家至宝。无怪价之忘值，日就增重，后此又不知凋谢如何。故余每得一睹，心目爽朗，神魂为之飞动，顿令腹饱。岂果耽玩痼僻使然？更伤后人闻有是名，而不得见是物也，慨夫！

解读　无奈官窑和哥窑，如葱脚鼎炉，国内仅保存一二件，乳炉、花觚，也仅以十为单位计算，彝炉或许有百来件，这四件瓷器被鉴赏家和收藏家们奉为至宝。无怪乎卖价远高于其价值，而且这种现象还与日俱增。今后也不知会怎么样。所以，我每有机会一睹珍品，就心清目爽，神魂为之飞动，顿时令人忘却了饥饿。难道果真是赏玩的癖好使我这样吗？我更为后人只是听说过这些瓷器的名字，却不能亲眼见到这些珍品而感叹。

第三节
谈谈藏书

养生的方法很多，而最简单、最有效的方法却往往容易被人忽视，那就是多跟书打交道。读书与藏书自古以来被视为风雅之事，但很多人却不知道这与养生有关。现代科学研究表明，获博士学位的人，要比中等学历者的寿命平均长3岁，而最长寿的职业是哲学家，其次是

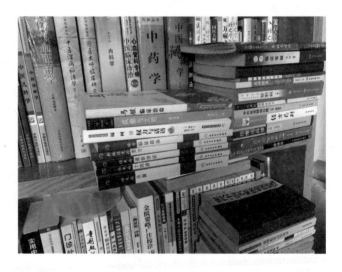

艺术家、科学家等。都从某个角度证明读书很可能与长寿有关。那中医学怎么认识这个问题呢？其实心是人体的君主之官，统摄身体的五脏六腑，养生贵在养心，书恰恰可以养心。首先，古人云：心常清静则神安，神安则精神皆安，以此养生则寿。而与书打交道需要静心，心静才能走进书中去，心静便能养生。其次，畅游在书海当中，犹如与古往今来的智者在对话，不禁让人把一切忧愁烦恼

都抛之九霄云外，心情愉悦，自然能养生。

1. 别让藏书闲着

原文　高子曰：藏书以资博洽，为丈夫子生平第一要事。其中有二说焉：家素者，无资以蓄书；家丰者，性不喜见书。故古人因贫，日就书肆，邻家读者有之，求其富而好学者，则未多见也。即有富而好书，不乐读诵，务得缮本，绫绮装饰，置之华斋，以具观美，尘积盈寸，经年不识主人一面，书何逸哉？噫，能如是，犹胜不喜见者矣。

解读　高子说：用藏书来积累广博的知识，是男子一生中最重要的事。有两种情况：家境贫寒的人，没有钱藏书；家境富裕的人，生性又不喜欢看书。所以，古人因为家境贫寒，每天到书店或者向邻家借书来阅读，而要找那些既富有又喜好读书的人就不多见了。即使有富裕又爱好图书的人，也不喜欢诵读，只是追求购买缮本，用华丽的绫罗装饰起来，放在浮华的书斋里，全是为了好看，书上灰尘积了一寸多厚，一年到头也不曾见过主人一面，书就是闲放着。哎！能这样，还是比不喜欢看见书的人强。

2. 开卷有益

原文　藏书者，无问册帙美恶，惟欲搜奇索隐，得见古人一言一论之秘，以广心胸未识未闻，至于梦寐嗜好，远近访求，自经书子史，百家九流，诗文传记，稗野杂著，二氏经典，靡不兼收。故常景耽书，每见新异之典，不论价之贵贱，以必得为期，其好亦专矣。故积书充栋，类聚分门，时乎开函摊几，俾长日深更，沉潜玩索，恍圣贤面谈，千古悦心快目，何乐可胜。古云开卷有益，岂欺我哉？不学无术，深可耻也。

解读　藏书的人，不论书籍装订的好坏，只想搜寻奇书探索异闻，以增加自己的见闻。以至于有对知识梦寐以求的人，远近拜访求学，从经、书、子、史，到百家九流的作品，从诗文、传记，到稗野杂著，以及佛道经典，无不兼收并藏。因此常年沉溺于书籍，每当碰到新异的书籍，不管书价高低，都要得到为止，这种人的爱好可谓专一。所以能积累满屋的书籍，将它们分门别类，时常打开书匣摆在几案上，从早到晚沉浸在书中品味思索，仿佛与圣贤面对面交谈一样，千古以来赏心悦目的事物都呈现在眼前，有什么快乐能超过这样的乐趣呢。古人说开卷有益，岂是欺骗我的？不学无术的人，其实是非常可耻的。

3. 宋代刻本质量高

原文 又如宋元刻书，雕镂不苟，校阅不讹，书写肥细有则，印刷清朗。况多奇书，未经后人重刻，惜不多见。佛氏医家，二类更富。然医方一字差误，其害匪轻，故以宋刻为善。海内名家，评书次第，为价之重轻。若坟典、六经、《骚》《国》《史记》《汉书》《文选》为最，以诗集、百家次之，文集、道释二书又其次也。

解读 又如宋元两代的木刻版书，雕刻得一丝不苟，校勘仔细也没有错误，字体大小合宜，印刷清楚醒目。况且有很多奇书，后人没有重刻出版，可惜已不多见。佛学和医学这两类书籍更为丰富，然而医学方书一字之差，就会害人不浅，所以以宋代的刻本为好。海内名家，评定书籍的次第，来确定书价的高低。如坟典、六经、《骚》《国》《史记》《汉书》《文选》等书的价格最贵，诗集及诸子百家的价格次之，文集、道家、佛家的书籍，又次一等。

4. 宋代的书自有香气

原文 宋人之书，纸坚刻软，字画如写，格用单边，间多讳字，用墨稀薄，虽着水湿，燥无湮迹，开卷一种书香，自生异味。

解读　宋代的书，纸质坚韧，字画像写在上面一样清楚，格用单边，有很多避讳字，书写时用墨稀薄，书即使沾水浸湿了，也不留被水浸染的痕迹，翻开书就有一股墨香，散发出特殊的香味。

5. 元代仿宋刻本质量逊

原文　元刻仿宋单边，字画不分粗细，较宋边条阔多一线，纸松刻硬，用墨秽浊，中无讳字，开卷了无嗅味。有种官券残纸背印更恶。

解读　元代刻本仿照宋代的单边，但字体笔画粗细不分，比宋刻边条多一条线，而且纸质松软，刻笔生硬，着墨污浊，其间没有避讳字，打开书一点气味也没有。有种用官署废旧文书的背面印成的书，更令人生厌。

6. 宋代刻书的版也很精美

原文　宋版书刻，以活衬竹纸为佳，而蚕茧纸、鹄白纸、藤纸固美，而存遗不广。若糊褙，宋书则不佳矣。余见宋刻大版《汉书》，不惟内纸坚白，每本用澄心堂纸数幅为副，今归吴中，真不可得。

解读　宋代刻书用版，以活衬竹纸为好，而蚕茧纸、鹄白纸、藤纸等虽然精美，但流传下来的不多。比如糊褙，宋版书则不够好。我曾见过宋刻的大版《汉书》，不仅书内纸张坚韧洁白，而且每本都用澄心堂的几张纸作副页，现在归吴中，的确是很难得。

7. 宋代刻版流传后的变身

原文　又若宋版遗在元印，或元补欠缺，时人执为宋刻元版。遗至国初，或国初补欠，人亦执为元刻。然而以元补宋，其去犹未易辨，以国初补元，内有单边双边之异，且字刻迥然别矣，何必辩论。若国初慎独斋刻书，似亦精美。

解读 又如宋代的刻版传到元代又印刷的，有的经元人补足缺失，人们便当成是宋刻元版。然而用元刻补足宋版，其差异尤其不易辨识，在明初补足的元版，其中有单边与双边的差异，而且字刻的差别很大，无须辩论。但明初慎独斋刻印的书，似乎也比较精美。

8. 独具慧眼，识别假宋版书

原文 近日作假宋版书者，神妙莫测，将新刻模宋版书，特抄微黄厚实竹纸，或用川中茧纸，或用糊扁方帘绵纸，或用孩儿白鹿纸，简卷用槌细细敲过，名之曰刮，以墨浸去臭味印成。或将新刻版中残缺一二要处，或湿霉三五张，破碎重补。或改刻开卷一二序文年号。或贴过今人注刻名氏留空，另刻小印，将宋人姓氏扣填两头角处。或妆茅损，用砂石磨去一角。或作一二缺痕，以灯火燎去纸毛，仍用草烟熏黄，俨状古人伤残旧迹。或置蛀米柜中，令虫蚀作透漏蛀孔。或以铁线烧红，锤书本子，委曲成眼，一二转折，种种与新不同。用纸衬绫锦套壳，入手厚实，光腻可观，初非今书仿佛，以惑售者。或札伙囤，令人先声指为故家某姓所遗。百计瞽人，莫可窥测，多混名家，收藏者当具真眼辨证。

解读 近来制作假宋版书的人，神秘莫测，将模仿宋版新刻的书，特地在微微发黄而厚实的竹纸上，或用川中的蚕纸，或用糊扇方帘绵纸，或用孩儿白鹿纸，将其卷成筒状，用木槌细细敲过一遍，称之为刮，再用墨浸渍，除去臭味后印制成书。有的人在新刻的版上故意弄出一两处残缺，有的让书发霉三五页，弄破烂后重新补好。有的人改刻卷首的一两篇序文的年号。有的将今人注释刻者的姓名处故意留下空，另刻一方小印，将宋人姓氏填进小印中。或乔装成磨损的样子，却用砂石磨去一角。或者作一两个缺痕，用灯火烧去纸毛，再用草烟熏黄，装成古人伤残旧痕的样子。还有人把书版放在生了蛀虫的米柜里，让蛀虫把书版蛀透。还有的用铁丝烧红后锤书，刻意制成孔眼，折一两个痕迹，做成与新书不同的样子。用纸作衬用绸缎作函套，手感重实，光彩美观，做成好像旧书的样子，来迷惑买家。也有伙同他人，叫人先说这书是老朋友某某的祖传之物。千方百计的骗人，没人能看清，而且大多混杂在名家著作里，收藏者应当具有辨别的慧眼。

第四节
如何欣赏画作

画家当中长寿的比比皆是，远有明代文征明，近有齐白石，都活过了90岁，那绘画对养生有什么好处呢？一般而言至少有两方面的好处，其一，中医学讲"恬淡虚无，真气从之，精神内守，病安从来"，说的就是安静的状态能让百病不生。作画或欣赏画作，可以大大提高人类大脑皮质的功能，使人心情愉悦，稳定人的情绪，使精神恬淡安静，疾病自然很难找上来。其二，作画要弯腰、甩臂、动身，写字需身直、头正、腕平，每天进行这一系列的活动，犹如每天打一套太极拳。整个过程还需缓缓地吸气、徐徐地运笔，又像做了一遍气功。这就道出了书画家长寿的秘诀。因此，无论作画，还是欣赏名画，都是有益健康的活动。

1. 从天、人、物三趣评画作

原文　高子曰：画家六法三病、六要六长之说，此为初学入门诀也，以之论画，而画斯下矣。余所论画，以天趣、人趣、物趣取之。天趣者，神是也；人趣者，生是也；物趣者，形似是也。夫神在形似之外，而形在神气之中，形不生动，其失则板，生外形似，其失则疏。故求神气于形似之外，取生意于形似之中。生神取自远望，为天趣也。形似得于近观，为人趣也。故图画张挂，以远望之，山川徒具峻峭，而无烟峦之润；林树徒作层叠，而无摇动之风；人物徒肖，尸居壁立，而无语言顾盼、步履转折之容；花鸟徒具羽毛文彩，颜色锦簇，而无若飞若鸣、若香若湿之想，皆谓之无神。四者无可指摘，玩之俨然形具，此谓得物趣也。能以人趣中求其神气生意运动，则天趣始得具足。

解读 高子说：画家有六法三病、六要六长的说法，这是初学绘画者入门的诀窍，用它来评论绘画，大多数画都会低于这个要求。我评论绘画是用天趣、人趣、物趣作为标准的。天趣说的是神似，人趣说的是生气，物趣说的是形似。神气现于形似之外，而形蕴含在神气之中，形象不生动，就失去了神气而显得呆板；生动的形象体现不出来就只是形似而已，也就不生动而显得粗疏。所以力求神气蕴于形似之外，力求生动的形象蕴含在形似之中。生气、神气从远处观望就能看得出来，这便是天趣。形似从近处观赏能看得出来，这就是人趣。因此，一张图画张挂出来，从远处观赏它，如果所画山川只是陡峭险峻，却没有烟云环绕的润色；如果树林只是层层叠叠，却没有随风摇曳之态；如果画的人物仅仅外貌很像、像在墙壁边静静地立着，却没有谈笑风生、左顾右盼、步履转折的动态；如果画的花鸟只具有华丽的羽毛、缤纷艳丽的色彩，却没能引起鸟儿好似要飞、要叫，花儿有香味、色彩润泽的想象，这都可以说是没有神气。以上四者都无可指责，赏玩时的形象完全具备了，这便可以说是有物趣了。能在人趣中求得它生动的神气，那么天趣才能算是足够。

2. 神生画外的《水月观音》

原文 如唐人之画，余所见吴道子《水月观音》大幅，描法妆束，设色精采，宝珠缨络，摇动梵容，半体上笼白纱袍衫，隐隐若轻绡遮蔽，复加白粉细锦缘边，无论后世，即五代宋室，去唐未远，余所见诸天菩萨之像，何能一笔可仿？其满幅一月，月光若黄若白，中坐大士，上下俱水，鹄首以望，恍若万水滂湃，人月动摇，所谓神生画外者此也。

解读　譬如唐代人的绘画，我所见的吴道子的大幅《水月观音》，他描绘观音的妆束，用色很优美，宝珠璎珞，看上去像摇曳中现出观音的梵容，上半身笼罩着白纱的袍衫，隐隐约约地像薄薄的轻纱遮盖在身上，再加上边上有白粉细锦的边，不要说后世，就是五代和宋代，离唐代并不很远的我见过众多菩萨的画像，哪有一笔与这幅类似呢？整幅画被月色笼罩着，月光似黄似白，画的中间端坐着观音大士，上下都是水，抬头仰望，恍惚在澎湃的水流中，人和月都随着水流摇动似的，这就是所谓的神生画外了。

3. 活灵活现的《六国图》《四王图》

原文　又若阎立本《六国图》，其模写形容，肖诸丑类，状其醉醒歌舞之容，异服野处之态，种种神生，得自化外。又见阎大幅《四王图》，其君臣俯仰威仪，侍从朝拱端肃，珍奇罗列，种种生辉，山树槎丫，层层烟润。色求形似，而望若堆叠，以指摩之，则薄平绢素。

解读　又譬如阎立本画的《六国图》，他模写人物的形态，那些丑态，或是醉后方醒、载歌载舞的形象，或是穿着异服在野外游玩的体态，种种神情都生动形象。再看阎立本的大幅《四王图》，那些君臣俯仰的威仪，左右侍从朝拜拱手的端庄肃穆，罗列的奇珍异物，无不活灵活现，山上的树木枝杈交错，被层层烟雾滋润着。用色力求形似，远远望上去就像立体的一样，但走近用手指一摩，才感到是在又薄又平整的绢上作的画。

4. 天趣十足的《骊山阿房宫图》

原文　又如李思训《骊山阿房宫图》，山崖万叠，台阁千重，车骑楼船，人物云集，悉以分寸为工，宛若蚁聚，逶迤远近，游览仪形，无不纤备。要知画者，神具心胸，而生自指腕，一点一抹，天趣具足，故能肖百里于方寸，图万态于毫端，松杉历乱，峰石嶙峋，且皴染岩壑数层，勾勒树叶种种。

解读　再如李思训的《骊山阿房宫图》，山岩层层叠叠，亭台楼阁上千重，众多的车马楼船，人物云集，全都在分寸画就，仿佛蚂蚁聚集在那里，弯弯曲曲、远远近近，游览时的各种仪态，在细小中无不表现出来。应当知道作画的人，画前早已神韵在胸，作画时生动的形象出自于指腕之间，每一点、每一抹，都天趣十足，才能将百里内的图景缩小到方寸之间，将万种景象在毫端描绘出来，松杉杂乱陈列、峰峦岩石突兀重叠，又用皴法点染几层山岩沟壑，勾勒出各种各样的树叶。

5. 令人心迷意乱的《美人图》

原文　又如周昉《美人图》，美在意外，丰度隐然，含娇韵媚，姿态端庄，非彼容冶轻盈，使人视之，艳想目乱。又如周之白描《过海罗汉》《龙王请斋》卷子，细若游丝，回还无迹。其像之睛若点漆，作状疑生，老偭龙钟，少似飞动，海涛汹涌，展卷神惊，水族骑擎，过目心骇，岂直徒具形骸，点染纸墨云哉？又见边鸾花草昆虫，花若摇风，袅娜作态，虫疑吸露，飞舞翩然，草之偃亚风动，逼似天成，虽对雪展图，此身若坐春和园圃。

解读　又如周昉的《美人图》，美在意外，风姿影影绰绰，蕴含娇媚，姿态端庄，不是那些容貌艳丽轻盈之辈可比的，让人见到画中美人，心迷意乱。又如周昉白描的《过海罗汉》《龙王请斋》卷子，细得像游丝一样，曲折回还没有踪迹。那画中的眼睛就似黑漆点染的，形态真是栩栩如生；老年人偭然有龙钟之态，年少的就像在飞动似的；大海波涛汹涌，打开画卷，令人心惊；水中动物游得飞快，让人一看心中骇然，显然不只是画了外表，点染纸墨就可以的。又见边上画的花草昆虫，花像在随风摇动，袅娜多姿；昆虫好像在吸露水，翩翩起舞；野草随风仰倒，酷似天成。即使是面对飞雪展玩图画，身体也像坐在春风和煦的园林中一样舒服。

6. 雅趣天成的《雨中归牧》

原文 又如戴嵩《雨中归牧》一图，上作线柳数株，丝丝烟起，以墨洒细点，状如针头，俨若一天暮霭，灵雨霏霏，竖子跨牛，奔归意急。此皆神生状外，生具形中，天趣飞动者也。故唐人之画，为万世法。然唐人之画，庄重律严，不求工巧，而自多妙处，思所不及。后人之画，刻意工巧，而物趣悉到，殊乏唐人天趣浑成。

解读 又如戴嵩的《雨中归牧》一图，上面画有几株柔弱的杨柳，柳丝在云烟中随风起舞，用墨洒了些细点，状如针头般大小，好像傍晚的云雾，细雨霏霏，小孩子骑着牛，急切地想跑回家。这都是神气出现在形象之外，生动的形象蕴于形态之中，天然意趣仿佛飞动一般。所以唐代人的画，值得后人效法。然而唐代人的画求庄重而严谨，不求精巧，反而自然增加了很多妙处，这是很难想到的。后人的画，刻意去追求细腻精巧，景物的意趣也具备，却缺乏唐代人的雅趣天成。

7. 唐宋工于人物画的神手

原文 若彼丘文播、扬宁、韦道丰、僧贯休、阎立德、弟立本、周昉、吴道玄、韩求、李祝、朱瑶辈，此为人物神手，模拟逼真，生神妙足，设色白描，各臻至极。若宋之孙知微、僧月蓬、周文矩、李遵、梁楷、马和之、僧梵隆、苏汉臣、颜次平、徐世荣、盛师颜、李早、李伯时、顾闳中，皆工

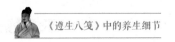

于人物，而得其丰神精爽者也。

解读　像丘文播、扬宁、韦道丰、僧贯休、阎立德、其弟阎立本、周昉、吴道玄、韩求、李祝、朱瑶这些人，都是画人物的神手，模拟逼真，生气、形态和神韵都很充分，设色白描，个个都达到了极好的效果。如宋代的孙知微、僧月蓬、周文矩、李遵、梁楷、马和之、僧梵隆、苏汉臣、颜次平、徐世荣、盛师颜、李早、李伯时、顾闳中等，都工于人物画，各种人物神态都表现得丰神精爽。

8. 唐宋工于山水画的神手

原文　其山水如李思训、子昭道、卢鸿、王摩诘、荆浩、胡翼、张僧繇、关同辈，笔力遒劲，立意高远，山环水蟠，树烟峦霭，墨沐淋漓，神气生旺。如郭忠恕、许道宁、米友仁、赵千里、郭熙、李唐、高克明、孙可元、刘松年、李嵩、马远、马逵、夏珪、楼观、胡瓛、朱怀瑾、范宽、董源、王晋卿、陈珏、朱锐、王廷筠、李成、张舜民，此皆工于山水，得其泉石高风者也。若宋高宗之山水竹石，文湖州、苏长公、毛信卿、吴心玉之竹石枯木，阎士安之野景树石，张浮休之烟村，此皆天籁动于笔锋，渭川波入砚沼，挥洒万竿，云蒸雾变，置之高斋，绿荫满堂，清风四坐，岂彼俗工可容措手。

解读　至于山水画，如李思训、其子李昭道、卢鸿、王摩诘、荆浩、胡翼、张僧繇、关同这些人，笔力遒劲，立意高远，环绕的山水，树烟山峦暮霭，用墨淋漓尽致，神气生动。如郭忠恕、许道宁、米友仁、赵千里、郭熙、李唐、高克明、孙可元、刘松年、李嵩、马远、马逵、夏珪、楼观、胡瓛、朱怀瑾、范宽、董源、王晋卿、陈珏、朱锐、王廷筠、李成、张舜民这些人，都是工于山水画的，他们都能从山泉岩石中表现出高尚的品格。再如宋高宗的山水竹石，文湖州、苏长公、毛信卿、吴心玉的竹石枯木，阎士安的野景树石，张浮休的烟村，都能让天籁从笔锋中流泻出来。渭川波入砚沼，随意运笔挥洒出万竿翠竹，云蒸雾变，飘浮于高高的房舍之上，好似绿荫满堂、清风满座，哪里是那些平庸之辈能画得出来的呢？

9. 唐宋工于花鸟画的神手

原文　花鸟如钟隐、郭权辉、施璘、边鸾、杜霄、李逖、黄筌子、居寀，皆设色类生，展布有法。花之容冶露滴，鸟之掀翥风生，此皆权夺化工，春归掌握者也。如杨补之、丁野堂、李迪、李安忠、吴炳、毛松、毛益、李永年、崔白、马永忠、单邦显、陈可久、僧希白、刘兴祖、徐世昌、徐荣、赵昌、赵大年、王凝、马麟，此皆工于花鸟，得其天机活泼者也。

解读　工于花鸟画的，如钟隐、郭权辉、施璘、边鸾、杜霄、李逖、黄筌子、居寀等，都用色得宜，布局有法，花都娇艳欲滴，鸟都好像迎风飞舞，都是巧夺天工、春归掌握的佳作。如杨补之、丁野堂、李迪、李安忠、吴炳、毛松、毛益、李永年、崔白、马永忠、单邦显、陈可久、僧希白、刘兴祖、徐世昌、徐荣、赵昌、赵大年、王凝、马麟这些人，都是工于花鸟画的，他们都能将这些自然界生灵的活泼动态画出来。

10. 唐宋工于禽鱼画的神手

原文　又如韩干之马，戴嵩、张符之牛，僧传古之龙，韩太尉之虎，袁义之鱼，皆极一时独技，生意奔逸，气运骞腾，神迥蠢动之外，虽临摹未能仿佛。又如陈所翁之龙，钱光甫之鱼，朱绍宗、刘宗古之猫犬，皆得一物骨气运动，状其形似，名擅一时。此余因目所及，聊述数辈，若叙其全，当自画谱缄签求之，非余所谓清赏要略。

解读　又如韩干画的马，戴嵩、张符画的牛，僧传古画的龙，韩太尉画的虎，袁义画的鱼，都是超出一时的绝技，那富有生命力的形象，生动奔放，这高超技法画出的各种姿态，即使临摹也无法做到相似。又如陈所翁画的龙，钱光甫画的鱼，朱绍宗、刘宗古画的猫犬，都能深得各物的骨气，形象又画得很相似，所以名噪一时。这些都是我所见的，暂且评述这几代画家，如果想说全，就应从画谱绘鉴中去求访，那就不是我所说的清赏要略了。

11. 唐宋元画风有哪些不同？

原文 余自唐人画中，赏其神具面前，故画成神足。而宋则工于求似，故画足神微。宋人物趣，迥迈于唐，而唐之天趣，则远过于宋也。今之评画者，以宋人为院画。不以为重，独尚元画，以宋巧太过，而神不足也。然而宋人之画，敢为并驾驰驱。且元之黄大痴，岂非夏、李源流？而王叔明亦用董、范家法，钱舜举、黄筌之变色，盛子昭乃刘松年之遗派，赵松雪则天分高朗，心胸不凡，摘取马和之、李公麟之描法，而得刘松年、李营丘之结构，其设色则祖刘伯驹、李嵩之浓淡得宜，而生意则法夏硅、马远之高旷宏远，及其成功，而全不类此数辈，自出一种温润清雅之态，见之如见美人，无不动色。此故迥绝一代，为士林名画，然皆法古，绝无邪笔。元画如王、黄、二赵（子昂、仲穆）、倪瓒之士气，陈仲仁、曹知白、王若水、高克恭、顾正之、柯九思、钱逸、吴仲圭、李息斋、僧雪窗、王元章、萧月潭、高士安、张叔厚、丁野夫之雅致。而画之精工，如王振朋、陈仲美、颜秋月、沈秋涧、刘耀卿、孙君泽、胡廷辉、臧祥卿、边鲁生、张可观，而闲逸如张子政、苏大年、顾定之、姚雪心辈，皆元之名家，足以擅名当代则可，谓之能过于宋，则不可也。其松雪、大痴、叔明，宋人见之，亦能甘心，服其天趣。今之论画，必曰士气。所谓士气者，乃士林中能作隶家画品，全用神气生动为法，不求物趣，以得天趣为高，观其曰写而不曰描者，欲脱画工院气故耳。此等谓之寄兴，取玩一世则可，若云善画，何以比方前代，而为后世宝藏？若赵松雪、王叔明、黄子久、钱舜举辈，此真士气画也。而四君可能浅近效否？是果无宋人家法，而泛然为一代雄哉？例此可以知画矣。

解读 从唐代人的绘画里，欣赏出它们的神气是在作画之前就有的，所以画成之后就神气充足。宋朝的画家长于追求形似，所以画成之后神气甚微。宋代人画的物趣，远远超过唐代，而唐代画家的天趣又远远超过宋人。现今评论绘画的人，把宋人的画看作院画，不加重视，特别崇尚元代人的画，这是因为宋人的画过分追求技巧而神气不足。然而宋代人的画，也不是后人所能够轻易达到的。而元人的画，却敢和它并驾齐驱。再说元代的黄大痴，难道不是出自夏、李的源流吗？王叔明也采用董、范的画法，钱舜举、黄筌的用色；盛子昭继承了刘松年的遗风；赵松雪则是天分高，心胸不凡，吸取了马和之、李公麟的描法，又得益于刘松年、李营丘的结构，而用色则效法赵伯驹、李嵩的高旷宏远，他绘画成熟期作品完全不像上述这些人的风格，而是自然显现了一种温润清雅的神态，见到这些画就像见到美人一样，令人不能不动容。这远异于同时代的人，堪称名画，但都是效法古人的，绝无不寻常邪笔。元代的画，如王、黄、二赵（即赵子昂、赵仲穆）、倪瓒的士气，陈仲仁、曹知白、王若水、高可恭、顾正之、柯九思、钱逸、吴仲圭、李息斋、僧雪窗、王元章、萧月潭、高士安、张叔厚、丁野夫的雅致。而画的精致巧妙，如王振朋、陈仲美、颜秋月、沈秋涧、刘耀卿、孙君泽、胡廷辉、臧祥卿、边鲁生、张可观等人，而闲逸如张子政、苏大年、顾定之、姚雪心这些人，都是元代的名家，说他们的名冠当代是可以的，但如果说他们能够超过宋人，那就不可以了。如果松雪、大痴、叔明的画，即使宋人见了，也会心悦诚服，叹服他们画中的天趣。

现今人们评论绘画，必然要谈到士气。所谓士气，那是士林中能作为隶家的画种，完全采用神气生动作为标准，不追求物趣，以求得天趣为最高境界。看那些写而不是描的画法，都是想要摆脱画工院气的缘故罢了。这些只能叫做寄兴，作为一时的品玩是可以的，如果认为它是好画，怎能与前代相比，而成为后世的宝藏呢？像赵松雪、王叔明、黄子久、钱舜举这些人的画，才是真正的士气画。而上述四人的画难道肤浅地可以效法吗？如果没有宋人名家的画法为基础，这些人可能成为一代之雄吗？通过这些例子就可以了解一些绘画的知识了。

第七章

灵秘丹药保健康

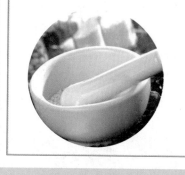

　　"岁月是一把杀猪刀，刀刀催人老"，歌词道尽了人们面对衰老时的无奈。从古至今，多少帝王将相、王公贵族痴迷于长生不老。于是，延年益寿、滋补健身、延缓衰老的秘方备受追崇。以下几个灵丹妙药，各有所长，但中药也是药，还是要让医生看看才知道自己能不能服用。此外，每个人体质不同，莫不可人云亦云，对他人有效的未必适合自己。

第一节
度世丹

原文 如有人抱一切危疾，及瘫痪痛楚，久在床枕，旦暮清心服之，戒其嗜欲，能安神志，定魂魄，顺五脏，和六腑，添智慧，乌髭须，通脉络，除劳损，续绝补败。盖此药禀天地中和之气，不燥不热，可以长服。如有恶疾，肢体不安，行步艰辛，饮食少进，或瘛瘲不安，或痛连筋骨，或十生九死，服之是疾皆除，驻悦颜色，滋润肌肤，聪明耳目，四肢强健，延年益智，功效不可具述。

枸杞子 《仙经》云："此药是星之精，益血海，足筋骨，补气安神。"

甘菊花 是木之精，服之聪明耳目，去寒湿手软，利九窍，通三焦。去萼用。

远志 治胃膈痞闷，祛忧邪，润肌肤，壮筋骨。用头，捶破，取去心。

车前子 是镇星之精，益胃，安魂魄，驻颜，去夜惊妄想。

生地黄 用干者，去芦。经云："是太阴之精，开心神，祛邪，养脾胃荣卫之神。"

巴戟 《仙经》云："是黄龙之精，祛心痰，补血海，轻身延年。"

覆盆子 是神行之精，助阳轻身，安五脏之神。

白术　是太阳之精，能正气吐逆，消食，化痰湿，养荣卫。

肉苁蓉　择有肉者，其药一百年一生，入小肠，补下元。酒浸七日。

石菖蒲　细小九节者，能升智慧，添神明，暖下元，补虚，减小便。

菟丝子　酒浸七昼夜，晒干，炒令黄色为度。

牛膝　治湿脚气，腰膝疼痛。去芦，用酒浸七日。

细辛　疗百病，顺气，益血海。去苗用。

续断　治五劳七伤。

何首乌　性温无毒。

地骨皮　去土。

上各用本土所生，逐件择洗，各等份，捣为细末，炼蜜和丸，桐子大。每服三十丸，空心温酒送下。服一月，百病不生，服一年至二年，返老还童，颜貌若莲花，是病皆除。原是仙人之术，信之，信之。

解读　度世丹能安神定志，定魂魄，使五脏和顺，六腑安宁，增添智慧，但需早晚空腹服用，并戒去不良的嗜好。还能使头发胡须乌黑，脉络通畅，缓解过度疲劳，挽救病重的人。因为度世丹禀承天地的中和之气，没有燥性也没有热性，可以长时间服用。如果身患重病，四肢不安，走路困难，食欲不好，睡眠不好，或身体疼痛，服此药可祛除疾病，使人肌肤润泽有光彩，耳聪目明，四肢强健，延年益寿，提高智力。具体做法：

枸杞子　《仙经》说：此药是荧之精，补益血海，壮精骨，补气安神。

甘菊花　是木之精。服后使人耳聪目明，能祛寒湿手软，利九窍，通达上中下三焦。用的时候去掉花萼。

远志　治胃部胀满，祛除忧愁，滋润肌肤，强健筋骨。用时将头打碎，去心后用。

车前子　是镇星之精，补益肠胃，安神，养颜，并祛除夜惊妄想。

生地黄　用干的，去掉茎。经上说生地黄是太阴之精，能使心神开通，祛除体内之邪，补养脾胃营卫之神。

巴戟天　《仙经》说：巴戟天是黄龙之精，能祛心痰，补血海，使人身轻体健，益寿延年。

覆盆子　是神行之精，能助阳气，轻身健体，安五脏之神。

白术　是太阳之精，能降逆止呕，消化食物，化解痰湿，滋养营卫。

肉苁蓉　选择有肉的肉苁蓉，这个药是一百年一生，可入小肠，补下元。用酒浸泡七天后用。

石菖蒲　用细小九节的，能增加智慧，让神志清明，温暖下元，补虚损，减少小便。

菟丝子　用酒浸泡七天后，晒干，炒至黄色为度。

牛膝　治湿脚气，腰膝疼痛。去茎，用酒浸泡七天。

细辛　能治疗百病，能顺气，补益血海。去苗用。

续断　治五劳七伤。

何首乌　性温，无毒。

地骨皮　去土用。

以上药物都用本土生长的，逐一择洗干净，用量都一样，捣成细粉末，将蜂蜜熬炼与药末和均匀做成丸子，像梧桐子那么大，每次服用三十丸，空腹时用温酒送服。服用1个月后，则百病不生，服1~2年，能返老还童，让容貌如莲花一般，身体的疾病都能消除。这原本是仙人之术，是可信的。

整个方子以补益的药物为主，配方比较平和，主要是针对身体虚弱、卧床不起的人。需要注意的是，方中有细辛，是有一定毒性的药物，想要用这个方子的人一定要咨询医生、药剂师等专业人士，不能自己买来就用。

第二节
神仙不老丸

原文　养荣卫，润三焦，滑肌肤，祛邪气恶蛊等疾。《选奇方》云："予幼年勤瘁，衰不待耳，方三十而白发生，自是时时摘去，四十九则不胜芟矣，乃听其自然。未几，遭丧天之惨，罹哭子之忧，心志凋耗，白者益多，余者益黄。久之，忽遇金华山张先生，谓予曰：'子今半百，容貌衰甚，可以为门户计，进补治气血以强色身之药乎？'慨然传一方。会初得之异人，拜而受之，遂合服。逾百日，觉前时之白者、黄者，皆返黑矣。见以为异，予遂名之曰神仙不老丸。"其药品概括为诗曰：

不老神仙功效殊，驻颜全不费功夫。

人参牛膝川巴戟，蜀地当归杜仲扶。

一味地黄生熟用，菟丝柏子石菖蒲。

更添枸杞皮兼子，细末蜜丸桐子如。

早午临眠三次服，盐汤温酒任君铺。

忌餐三白并诸血，能使髭乌发亦乌。

用人参　团结重实，上党者佳。去芦，焙干，秤二两。

枸杞子　色红润者，去蒂，酒浸一宿，焙干，称二两。

菟丝子　以水漂去浮，取沉者，酒蒸焙干，二两。

石菖蒲　去毛节，米泔浸一宿，节密者秤一两。

柏子仁　色红新者，去壳，取仁一两，细研，临时入和药内。

川牛膝　长而润者，去芦，酒浸一宿，焙干，一两半。

杜仲　刮去粗皮，捣碎，生姜汁拌炒断丝，一两半。

地骨皮　色黄者，刮皮浮净，秤一两。

地黄　以水浸，重者用，以浮者捣取汁，浸沉者，蒸透焙干，如是三次。色黑者，味甘熟，秤一两。又用生沉者一两，酒浸。各用竹刀切，忌铁器。

川当归　拣大者，去芦头，二两。

川巴戟　用黑色紫沉大穿心者，不用色黄细者，捶去心，酒浸，焙，一两。

上件，拣选精制如法，勿晒，用慢火焙干，若太燥则失药味。待干，即于风前略吹，令冷热相激，燥净，秤碾为细末，炼蜜，择火日，搜和于大臼内，捣千余槌，丸如桐子大。每日空心午时临卧服，每服七十丸，温酒盐汤任下。忌食葱白、韭白、芦菔、真粉及藕、诸般血。盖诸血能破血，又解药力。若三白误食，亦无他说，止令人髭发不变黑耳。大能安养荣卫，补益五脏，调和六腑，滋充百脉，润泽三焦，活血助气，添精实髓。是最要节色欲，使药力效之速也。

解读 神仙不老丸养荣卫，滋润三焦，使肌肤滑润，能祛除体内邪气、解除恶虫蛊毒等。《选奇方》中记载：我年幼时因劳累过度，损伤了身体，刚30岁就有白发，经常自己拔掉白发，49岁没法一根根拔了，只能听其自然。没过多久，儿子不幸离世，非常悲痛，白头发更多，没有白的也黄了。过了一段时间，偶遇金华山张先生，他对我说：你才50岁，容貌就这样衰老，为了自己和家里人着想，吃点补益气血、强身健体的药吧。于是给了我这个方子。因为给我这个方子的人非同凡人，拜谢后我就拿回家开始服用。一百多天后，发觉原来白了的头发、黄了的头发，都变黑了。我感到非常惊讶，于是取名为神仙不老丸。将其药品概括为诗：

不老神仙功效殊，驻颜全不费功夫。

人参牛膝川巴戟，蜀地当归杜仲扶。

一味地黄生熟用，菟丝柏子石菖蒲。

更添枸杞皮兼子，细末蜜丸桐子如。

早午临眠三次服，盐汤温酒任君铺。

忌餐三白并诸血，能使髭乌发也乌。

具体做法：

人参 用团结重实的，上党产的为好。用掉芦头，焙干，用二两。

枸杞子 用色红润的，去掉蒂，用酒浸泡一夜，焙干，用二两。

菟丝子 用水漂去浮在水面的，用沉在水底的。酒蒸后焙干，用二两。

石菖蒲 去毛，去节，用淘米水浸泡一夜，取节密的称一两。

柏子仁 色红鲜的好，去壳取仁，用一两，研细，临服用时和入药内。

川牛膝 用长而润的，去茎，用酒浸泡一夜，焙干，用一两半。

杜仲 刮去外面的粗皮，捣碎，用生姜汁拌，拌炒到断丝为度，用一两五钱。

地骨皮 色黄的比较好，刮去皮，弄干净，称一两。

地黄 用水浸，用重的，把浮起的捣烂取汁，浸入水中沉下去的蒸透焙干，这样反复三次。取颜色黑的，味道甜的，称一两。生的、沉的称一两，用酒浸泡。都用竹刀切，忌用铁器。

　　川当归　选大的，去掉茎，用二两。

　　川巴戟天　用黑色紫沉大穿心的，不用色黄细小的，把心去掉，酒浸后焙干，用一两。

　　上面各种药选好后，按照所说的方法精制。不要用太阳晒，要慢火焙干，如果太燥了就失去药性。等干了之后，放在有风的地方略吹一下，使冷热相激，去掉燥性，称好了碾成细粉末，选一个属火的日子，把药搜罗好装到大石臼内，捣上千捶，做成像梧桐子那么大的丸。每天空腹在午时、临卧时服用，每次服七十丸，用温酒或盐开水送服。忌食葱白、薤白、芦菔、真粉及藕、各种动物血。因为各种动物血能破血，又化解药力。如果误食忌食的三白，也没有其他的不良反应，只是不能把白头发变成黑头发。这个药方能安养荣卫，补益五脏，调和六腑，滋养充实百脉，润泽三焦，活血助气，添精实髓。特别是要节制色欲，才能使药力迅速发挥。

　　神仙不老丸主要是一个让"少白头"的人白头发变黑的药，此外还能补益气血、养颜。中医学认为头发的生长和色泽变黑与五脏六腑的盛衰、阳气精血的温煦濡养密切相关。咱们俗称的"少白头"往往是先天不足或劳神忧虑过度，让气血虚损，才导致毛发失去滋养。这个方子以补肝肾、益气血的药为主，没有什么药性猛烈的药，受少白头困扰的人可以参考。需要注意的是文中的人吃了百十来天才见效，所以坚持不了的就不要尝试了。此外，体内有热、口舌生疮、牙龈肿痛、大便秘结的人也不适合服用此方。

第三节
大补阴膏

原文　安心神，健脾胃，滋肺金，补元气。

茯神　二两，去皮心。最能安神定志。

远志　二两，去梗，炒干用。

人参　五钱，去芦。能开心明目，养精通神，治脾胃，阳气充足。

白术　四两，切片，水洗去油，晒干。能除胃中湿热，健脾胃。

茯苓　二两，去皮。补虚定悸。

橘红　一两五钱，去白。主下气宽中，消痰止嗽。

贝母　一两五钱，姜汤煮过。能止嗽，疗烦渴，安五脏，散胸中郁结。

甘草　三钱，炙，去皮。主补三焦元气，和消药毒，养血补胃。

紫菀　一两，洗去土。补虚，止渴，安五脏。

阿胶　一两，蛤粉炒成珠。能养血除嗽。

五味子　五钱。能明目，补胃，益肺金。

当归身　三两，酒洗。能和血补血。

生地黄　一两五钱，酒洗。能凉血补血，滋肾水。

白芍药　二两，炒。益津液。

熟地黄　一两五钱，酒洗，蒸九次，晒九次。大补血，壮肾，善补须发。

天门冬　一两五钱，去心。能保肺气。

麦门冬　一两五钱，去心。能保肺气，令人肥健。

菟丝子　二两，水洗去土，晒干。能添精补髓。

枸杞子　三两，蒸焙干。能明目延年。

黄柏　二两，去皮，盐水炒干。能补滋肾水。

山茱萸　二两，汤浸。

知母　一两，盐水炒干。能补肾水，凉心火。

原方内用有款花一两，桑皮一两，柴胡一两五钱，山药二两，后进呈许堂改除。上切片，用井花水二十四碗，入鲜姜四两二钱，核桃肉、圆眼肉、枣肉、莲肉各二十四个，乌梅肉十二个，春浸半月，夏不浸，秋浸一日，冬浸一日夜。于静室内，用炭火煎至药汁五碗，去药渣。用好蜂蜜二十四两，煎一滚，用纸渗去面上沫，入前药同煎，至滴水不散为度。用磁罐盛，白纸封口，放水盘中，露罐口七日去火毒，取出。每日空心服，白滚汤调下三茶匙。忌食羊肉。

解读　大补阴膏可以安定心神，强健脾胃，滋润肺金，大补元气，是补脾胃的圣药。具体做法：

茯神　二两，去皮、心，炒干用。能安神定志。

远志　二两，去梗，炒干用。

人参　五钱，去须根。能开心明目，养精神，通神明，治脾胃，大补元阳，充实元气。

白术　四两，切片，水洗去油，晒干。能除去胃中湿热，健脾胃。

茯苓　二两，去皮。补虚定惊悸。

橘红　一两五钱，去白。主下气宽中，消痰止嗽。

贝母　一两五钱，姜汤煮过。能止嗽，疗烦渴，安脏腑，散胸中郁结。

甘草　三钱，用火炙，去皮。主补三焦元气，和消药毒，养血补胃。

紫菀　一两，洗去土。滋补虚损，止渴，安五脏。

阿胶　一两，用蛤粉炒成珠。能养血除嗽。

五味子　五钱。能明目，补胃，有益肺脏。

当归身　三两，酒洗。能和血补血。

生地黄　一两五钱，酒洗。能凉血补血，滋补肾水。

白芍药　二两，炒。补益津液。

熟地黄　一两五钱，酒洗，蒸九次，晒九次。大补血液，壮肾脏，善乌须黑发。

天门冬　一两五钱，去心。能保肺气。

麦门冬　一两五钱，去心。能保肺气，令人肥健。

菟丝子　二两，水洗去心，晒干。功能添精液补骨髓。

枸杞子　三两，蒸，焙干。能明目、延年益寿。

黄柏　二两，去皮，盐水炒干。能滋肾水。

山茱萸　二两，汤浸。

知母　一两，盐水炒干。能补肾水，凉心火。

原方内有款冬花一两，桑白皮一两，柴胡一两五钱，山药二两，后进呈许堂改除。上面的药切成片，用井花水二十四碗，放入鲜姜四两二钱，核桃肉、龙眼肉、枣肉、莲肉各二十四个，乌梅肉十二个，春天浸半月，夏不浸，秋天浸一日，冬天浸一日夜。在静室内用炭火煎至药汁五碗，去药渣。用蜜蜂二十四两煎炼，用纸渗去面上的泡沫，入前药同煎，至滴水不散为度。用瓷罐盛，白纸封口，放入水盘中，露罐口七日，去火毒。取出，每日空腹服，白开水调三茶匙。服药时忌吃羊肉。

第四节
益元七宝丹

原文 用何首乌　赤白各一斤，用米泔水浸一日，竹刀刮去皮，打块如棋子大。另有制法具前。

牛膝　八两，同前何首乌，用黑豆五升，木甑砂锅蒸三次，晒三次，为末，加盐一二钱同浸。

枸杞子　八两，酒浸洗净，晒干为末。

茯苓　赤白各一斤，赤者用牛乳浸，白用人乳浸，俱一宿，晒干为末。

菟丝子　八两，酒浸三日，晒干为末。

破故纸　八两，炒干为末。

当归　八两，酒浸一宿，晒干为末。

上七味，各不犯铁器，炼蜜为丸，如弹子大。日进三丸，早晨空心酒下，午后姜汤下，临卧盐汤下。初服三日，小便杂色，是去五脏中杂病。至二七日，唇红，口生津液，再不夜起。三七日，体健身轻，两乳红润。至一月，鼻头酸，是诸风百病皆去。四十九日，目视光明，两手火热，精气通实，发白返黑，齿落更生，阳事强健，丹田如火，行走如飞，气力加倍。非人不可轻泄，乃神仙秘方。

解读　益元七宝丹的具体做法：

何首乌　赤白色的各一斤，用淘米水浸一日，用竹刀刮去皮，打成块状像棋子大小。另有制法如前已述。

牛膝　八两，同前何首乌，用黑豆五升，木甑砂锅煮蒸三次，晒三次，碾为细末，加盐一二钱同浸。

枸杞子　八两，酒浸，洗净，晒干，碾为细末。

茯苓　赤白色各一斤。赤的用牛奶浸，白的用人奶浸，都浸一夜，晒干，为细末。

菟丝子　八两，酒浸三日，晒干，为末。

破故纸（即补骨脂）　八两，炒干，为细末。

当归　八两，酒浸一夜，晒干，为末。

上七味，都不要接触铁器，将蜂蜜炼熟为丸，如弹子大，每天服三丸，早晨空腹用酒下，午后用姜汤下，临睡时用盐开水下。初服3日，小便出现杂色，是去除五脏中的杂病。至第14日，口唇红，口生津液，夜间不再起床小便。第21日，体健身轻，两乳红润。至1个月，鼻头酸，是诸风百病皆去。第49日，目视光明，两手火热，精气通实，发白返黑，齿落更生，阳事强健，丹田如火，行走如飞，气功加倍。非人不可轻泄，此是神仙秘方。

第五节
延龄聚宝酒

原文　用何首乌　四两，去皮，赤白兼用。

生地黄　四两，鲜嫩肥者。勿犯铁器。

天门冬　二两，去心。

槐角子　四两，炒黄色。十一月十一日采。

石菖蒲　二两。

干菊花　四两，只用花，枝叶不用。

五加皮　二两，用真正的。

苍术　二两，米泔浸一宿，竹刀去皮毛。茅山的好。

枸杞　二两，去蒂，研碎。甘州生者。

黄精　二两，用鲜的。

细辛　二两，洗净。

白术　二两，极白者，油黄者不用。

防风　二两，去芦。

人参　二两，去芦。

茯苓　四两，鲜嫩者。

熟地　四两，忌铁器。

麦门冬　二两，去心。

桑椹子　四两，黑紫者。

苍耳子　二两，炒，扬去刺。

肉苁蓉　二两，黄酒浸，去鳞。

沙苑白蒺藜　二两，炒，去刺。

天麻　二两，如牛角者。

甘草　二两，用大者，炙，去皮。

牛膝　二两，去须。

杜仲　二两，姜汁浸一宿，炒去丝。

当归　二两，鲜嫩者。

莲蕊　四两。

上各味，照方择净，秤定分两足，务要真正药材，切为咀片，装入生绢袋内。用无灰高黄酒一大坛，盛九斗十斗大坛方可，将药装入坛，春浸十日，夏浸七日，秋浸七日，冬浸十四日。将药酒每五更空心服三小盅，还卧片时，午间再服三盅尤妙。用酒，忌生冷、生葱、生韭、腥，无益之事少干，无益之物少吃，白萝卜常忌。致诚服者，自有功效。若服一日，歇二三日，不依前法，取效鲜矣。夜间还服二三次。予年三十九岁服起，于六十四岁，须发如漆，齿落更生，精神百倍，耳目聪明，比前大不同矣。此方不轻系身命养生至宝。仍将药渣晒干研末，炼蜜为丸，如桐子大。每服五十丸，空心无灰酒下。

解读 高濂从39岁开始服用这个方子制作的药酒，一直到64岁，须发如漆，齿牙更生，精神百倍，耳目聪明，比以前大不相同。称此方不容易，是滋养生命的至宝。服用后可以将药渣研细为末，炼蜜为丸，如梧桐子大，每次服五十丸，空腹时用无灰酒服下。具体做法：

何首乌　四两，去皮，赤白兼用。

生地黄　四两，鲜嫩肥大的，忌铁器。

天门冬　二两，去心。

槐角子　四两，炒黄色，十一月十一日采集。

石菖蒲　二两。

干菊花　四两，只用花，枝叶不用。

五加皮　二两，用真正的。

苍术　二两，淘米水浸一夜。用竹刀刮去皮、毛。用茅山产的更好。

枸杞子　二两，去蒂、研碎。用甘州生的。

黄精　二两，用鲜的。

细辛　二两，洗净。

白术　二两，用极白的，油黄的不用。

防风　二两，去须根。

人参　二两，去须根。

茯苓　四两，用鲜嫩的。

熟地黄　四两，忌铁器。

麦冬　二两，去心。

桑椹　四两，黑紫者。

苍耳子　二两，炒，扬去刺。

肉苁蓉　二两，黄酒浸，去鳞。

沙苑白蒺藜（即沙苑子） 二两，炒，去刺。

天麻 二两，如牛角状的为好。

甘草 二两，用大的，炙，去皮。

牛膝 二两，去须。

杜仲 二两，姜汁浸一夜，炒去丝。

当归 二两，鲜嫩的。

莲蕊 四两。

上面各味药，照方法择净，称定分两足，务要真正药材，切为咀片，装入生绢袋内。用无灰高粱黄酒一大坛，将药装入坛内，春浸10日，夏浸7日，秋浸7日，冬浸14日。将药酒每五更空心服三小盅，再睡片刻。午间再服三盅更好。用酒，忌生冷、生葱、生韭、腥，无益之事少干，无益之物少吃，白萝卜常忌。致诚者，自有功效。若服一日隔二三日，不依前法，取效很小。夜间再服二三次。

第八章

隐逸与养生

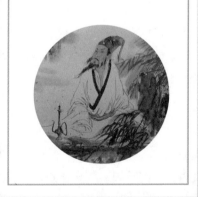

　　隐士是中国古代一个特殊的文人群体，他们选择的隐居环境一般都是在远离都市的山村幽谷，或人迹罕至的深山老林，远离尘嚣、回归自然、返璞归真，过着清静闲适、无欲无求的生活。这种祥和的生活状态，既是一种养生之道，更是一种思想境界，因此，很多隐士都是长寿之人。现如今，居住在繁华城市的人们，只要保持人格的独立，精神的超脱，"内无所营，外无所冀"，同样可以实现人生境界的超越，体会在市朝亦有的隐山之乐。

第一节
隐士鼻祖——许由

原文 许由，字武仲，阳城槐里人也。为人据义履方，邪席不坐，邪膳不食。后隐于沛泽之中，尧让天下于许由，曰："日月出矣，而爝火不息，其于光也，不亦难乎？时雨降矣，而犹浸灌，其于泽也，不亦劳乎？夫子立而天下治，而我犹尸之，吾自视缺然，请致天下。"许由曰："子治天下，天下既已治也，而我犹代子，吾将为名乎？名者，实之宾也，吾将为宾乎？鹪鹩巢于深林，不过一枝，偃鼠饮河，不过满腹，归休乎君，予无所用天下为。庖人虽不治庖，尸祝不越樽俎而代之矣。"不受而逃去。啮缺遇许由，曰："子将奚之？"曰："将逃尧。"曰："奚谓邪？"曰："夫尧知贤人之利天下也．而不知其贼天下也，夫唯外乎贤者知之矣。"由于是遁耕于中岳，颍水之阳，箕山之下，终身无经天下色。尧又召为九州长，由不欲闻之，洗耳于颍水滨。时其友巢父牵犊欲饮之，见由洗耳，问其故。对曰："尧欲召我为九州长，恶闻其声，是故洗耳。"巢父曰："子若处高岸深谷，人道不通，谁能见子？子故浮游欲闻，求其名誉，污吾犊口。"牵犊上流饮之。许由没，葬箕山之巅，亦名许由山，在阳城之南十余里。尧因就其墓，号曰"箕山公神"，以配食五岳，世世奉祀，至今不绝也。

解读 许由，字武仲，阳城槐里人。道德高深，学问渊博，为人刚正不阿，远近闻名，其"邪席不坐，邪膳不食"的美名更是令人叹服。

尧帝早就知晓许由的美德名声，想把君位让给许由。跟许由说明来意后，许由立即一口回绝。尧越是看到许由坚决地拒绝自己，越觉得他人品高尚，就三番五次地来说服许由，希望他能接受王位。许由万般无奈，只能悄悄离开，隐耕到中岳颍水的北面，箕山的下面，终身不问天下事。

许由躲在箕山期间，尧还是不死心，又想让他担任九州的长官，派使者前去劝许由出山，许由不爱听，觉得听了这些话耳朵都被弄脏了，就跑到颍水去洗耳朵。这时，他的朋友巢父拉着小牛犊来饮水，看见许由洗耳，问他什么缘故。许由说："尧要召我担任九州长，我不想听这话，就过来洗洗耳朵。"巢父说："如果你一心隐居在高岸深谷，道路不通，人迹不到，谁能找得到你？你故意到处游逛，让人知道你，寻求名誉，所以尧才来召你。你洗耳朵的水会把我小牛犊的嘴弄脏的。"说完，拉着小牛犊到上游去饮水了。

作为隐士的鼻祖，许由以其淡泊名利的崇高节操赢得了世人的尊敬，也受到中国历代传统文人的推崇，他终身归隐于山林，甘于淡泊清净的生活。许由死后，埋葬在阳城南十多里的箕山顶上，这座山又称"许由山"。尧依着他的墓地，称之为"箕山公神"，附从五岳，世世代代享受祭祀，到现在还不断绝。

第二节
善卷让王

原文 善卷者，古之贤人也。尧闻得道，乃北面师之，及尧受终之后，舜又以天下让卷。卷曰："昔唐氏之有天下，不教而民从之，不赏而民劝之，天下均平，百姓安静，不知怨，不知喜。今子盛为衣裳之服，以眩民目；繁调五音之声，以乱民耳；丕作皇韶之乐，以愚民心。天下之乱，从此始矣，吾虽为之，其何益乎？予立于宇宙之中，冬衣皮毛，夏衣绨葛。春耕种，形足以劳动；秋收敛，身足以休食。日出而作，日入而息，逍遥于天地之间，而心意自得，吾何以天下为哉？悲夫，子之不知予也！"遂不受，去人深山，不知其处。

解读 善卷，上古尧舜时代武陵的一位隐士，他知识渊博，学问高深，为人谦和。尧帝南巡北归时途经此地，以"北面而问"的大礼向善卷求教。舜继位后，觉得自己的学识和名望都不及善卷，想将天下禅让善卷。善卷不敢接受："从前唐尧统治天下时，不行教化之令而百姓纷纷跟随他，不行奖赏之令而百姓努力劳作。社会上分配平均，百姓安居乐业，不知道有哀怨，也不知道有欢喜。现在你却盛大地制作华丽的服饰使百姓眼花缭乱，很复杂地弹奏五音以扰乱人们的耳目，盛大地创作《韶》乐以愚昧人们的心智。天下之乱，将从此开始，我即使做了天子，又有什么用处呢？我立身于宇宙之中，冬天穿着皮衣御寒，夏天穿着精细的葛布能够防暑。春天耕耘播种，身体能够劳动；秋天获得丰收，粮食足够一年的食用。每天日出而作，日入而息，悠哉游哉，怡然自得。我哪里会去想承担治理天下的大任呀？哎呀，您真是太不理解我了！"善卷推辞之后便离开了，躲进了深山，世人不知他的住处。

传说善卷躲进深山后，自耕自食，闲暇时向当地百姓传授礼仪，教化蛮愚，百姓于是开始摆脱茹毛饮血的习惯，知晓普天之下莫非王土的道理，生产和生活都渐渐进入了文明的阶段，善卷因此受到后世统治者的尊崇，受到百姓的爱戴，被称为"古之贤人"。

第三节
颜回不仕

原文　颜回，字子渊，鲁人也，孔子弟子。贫而乐道，退居陋巷，曲肱而寝。孔子曰："回，来！家贫居卑，胡不仕乎？"回对曰："不愿仕。回有郭外之田五十亩，足以馈粥；郭内之圃十亩，足以为丝麻；鼓宫商之音，足以自娱；习所闻于夫子，足以自乐，回何仕焉？"孔子愀然变容曰："善哉！回之意也。"

解读　颜回，字子渊，春秋时期鲁国人，孔子的弟子。贫而乐道，退居陋巷，曲肱而寝。有一天，孔子问颜回："颜回啊，你现在身份卑微，家境贫寒，为什么不找机会出仕做官呢？"他说："不愿当官。自家城里城外都有田地，只要勤于躬耕，足够穿衣吃饭之用；家有乐器，鼓琴吹瑟，足以自娱；我学老师之道，做个不追求名利的正人君子，足以自乐。放着有吃、有穿、有娱、有乐的日子不去享用，放着大自然的清风明月、鸟语花香的美景不去观赏消受，偏偏要去朝廷做官，岂不是自寻烦恼吗？"

颜回与孔子的对话十分精彩，尤其是颜回的回答值得我们现代人学习。知足的人，不因利禄而让自己奔波劳累；内心有涵养的人，不因没有高官厚禄而觉得羞愧。只要心态平和，即使是在辛勤劳动中，也能感受到快乐，在平凡的生活中，也能怡然自得。

第四节
严光偃卧

原文　严光，字子陵，会稽余姚人也。少有高名，同光武游学。及帝即位，光乃变易姓名，隐遁不见。帝思其贤，乃物色求之。后齐国上言，有一男子，披羊裘钓泽中。帝疑光也，乃遣安车玄纁聘之，三返而后至。车驾即日幸其馆，光卧不起，帝即卧所抚其腹曰："咄咄子陵，不可相助为理邪？"光又眠不应。良久，乃张目而言曰："昔唐尧著德，巢父洗耳，士故有志，何至相迫乎？"帝曰："子陵，我竟不能下汝邪？"于是，升舆叹息而去。复引光入，论道旧故，相对累日，因共偃卧。除为谏议大夫，不屈，乃耕于富春山。后人名其钓处为严陵濑焉。建武十七年后，复特征不至，年八十终于家。

解读　严光，字子陵，会稽郡余姚县人。少年时代很有些名气，曾与刘秀一同游学长安。刘秀当了皇帝，严光便改姓易名，隐居去了。光武帝刘秀爱惜人才，经常想到严光，就派人照着严光的模样四处寻找。后来齐国报告说，当地有位男子，大热天还披着羊皮袄在水泽边钓鱼。光武帝认为那人很可能就是严光，立即派遣使者驾着安车，载着币帛，去齐国聘请严光。往返请了三趟，严光终于随同使者前往都城洛阳。光武帝乘车来到严光下榻的客馆，见严光直挺挺地躺在床上，便走上前来，抚摩着他的肚皮说："唉唉，子陵，真的不肯帮我治理天下吗？"严光不答话，又闭上了眼睛。过了一会儿，才睁开眼睛说："过去唐尧圣德禅让，巢父水边洗耳。人各有志，为什么要强迫我呢？"光武帝说："子陵，我竟然不能让你屈就我吗？"于是光武帝上车感叹而去。后来，又召严光进宫，叙说旧事，一连几天对坐谈话，并于高床共卧。光武帝任命严光为谏议大夫，严光仍坚辞不受，随后归隐躬耕于富春山。

富春山风景秀丽、山峰奇绝，在山腰的两块大磐石上，严光悠然垂钓，李白曾描绘此景为"钓台碧石中，邈于苍山对"。

建武十七年，严光80卒于家中。群臣攀龙附势、争夺名利，严光身处如此世风之中，高风亮节、拒名利于千里之外，其德行为后人所传颂，钓鱼的地方被后人称为严陵濑。

第五节
今愧孙登

原文　孙登，字公和，汲郡人，无家属，于郡北山为土窟居之。好读《易》，抚一弦琴。性无恚怒，人或投诸水中，欲观其怒，登既出，便大笑。尝住宜阳山，有作炭人见之，知非常人，与语，登亦不应。文帝闻之，使阮籍往观，既见，与语亦不应。嵇康又从之游，三年问其所图，终不答。康将别，谓曰："先生竟无言乎？"登乃曰："子识火乎？火生而有光，而不用其光，果在于用光。人生而有才，而不用其才，果在于用才。故用光在乎得薪，所以保其耀；用才在乎识真，所以全其年。今子才多识寡，难乎免于今之世矣。子无求乎？"康不能用，果遭非命。乃作幽愤诗曰："昔惭柳下，今愧孙登。"竟不知其所终。

解读　孙登，字公和，汲郡人。孙登没有家属，住在郡北山上的土窟里。喜欢读《易经》，弹一弦琴。从不生气发怒，有人把他扔到水里，想看他生气，但他出水后，只是大笑。曾住在宜阳山，有人看见他，知道他不是一般人，想与他交谈，他也不回答。文帝（司马懿）听说孙登的名字，派阮籍去看看，见面后，阮籍和他谈话，也不回答。嵇康曾跟他三年，所有的问题都不曾回答。将要分别时，嵇康说："先生难道终究一言不发吗？"孙登回答说："你知道火吗？火生而有光，如不会用其光，光就形同虚物，重要的是在于能用光，光就能发生作用。人生而有才能，如不会用其才，才能反会召祸，重要的是在于能用才，才就能利益天下，所以用光在于得到薪柴，可保持久的光耀；用才在于认识获得道德真才，乃可保全其天年。如今你才能虽多，但见识不够，恐怕不能幸免于当世。你不想增加见识吗？"嵇康没有采纳他的意见，后来果然遭遇不幸，他在其《幽愤诗》中写道："昔惭柳下，今愧孙登。"最终也不知他的下落。

孙登对嵇康的谆谆告诫，其实也是我们需要学会的立身处世之道，一个人需要审时度势，用正确的方法去发挥自己的才能。

第六节
山中宰相——陶弘景

原文　陶弘景，字通明，秣陵人也。幼有异操，年四五岁，恒以荻为笔，画灰中学书。至十岁，得葛洪《神仙传》，昼夜研寻，便有养生之志。谓人曰："仰青云，睹白日，不觉为远矣。"神仪明秀，朗目疏眉，细形，长额，耸耳。右膝有数十黑子，作七星文。读书万余卷，一事不知以为深耻。善琴棋，工草隶，朝请虽在朱门，闭影不交外物，唯以披阅为务，朝仪故事多所取焉。家贫，求宰县不遂。永明十年，脱朝服，挂神武门，上表辞禄，诏许之。赐以束帛，敕所在月给茯苓五斤，白蜜二升，以供服饵之需。景为人圆通谦谨，出处冥会，心如明镜，遇物便了，言无烦舛，有亦随觉。永元初，更筑三层楼，弘景处其上，弟子居其中，宾客至其下，与物遂绝，唯一家僮得至其所。本便马善射，晚皆不为，唯听吹笙而已。物爱松风，庭院皆植松，每闻其响，欣然为乐。有时独游泉石，望见者以为仙人。性好著述，尚奇异，顾借光景，老而弥笃。尤明阴阳五行，风角星算，山川地理，方圆产物，医术本草。所著《学苑百卷》《孝经论语集注》《帝代年历》《本草集注》《效验方》《肘后百一方》《古今州郡记》《图象集要》及《玉匮记》《七曜新旧术疏》《占候合丹法式》，皆秘密不传；及撰而未讫，又十部，唯弟子得之。卒年八十五，谥贞白先生。

解读 陶弘景，字通明，秣陵人。他从小就与众不同，四五岁时，经常用芦苇杆在灰中画着学写字。10岁时，得到一本葛洪的《神仙传》，昼夜研读，便萌发养生志向。对人说："仰视青云，观看太阳，不觉得远了。"陶弘景读书过万卷，若有一事不知，就深以为耻。17岁时受邀担任诸王侍读等官职，虽置身于达官贵人之间，但却闭起门来不与外界交往，只以读书为要事。终于在36岁那年，脱下朝服挂在神武门，上书辞去俸禄。皇帝下诏同意，赐给丝帛，并命令当地每月给他茯苓五斤、白蜜二升，供他服用。

陶弘景建了一座三层小楼，自己住上层，弟子们住中层，客人们住下层，和外界隔绝，只有一个家童能去他那里。他为人随和，谦虚谨慎，无论出仕或者隐居，心里都像镜子一样明亮，遇到事物很快就能明白。话语从不繁琐，即使偶尔为之也能马上察觉。他本来善于骑马射箭，到晚年都不做了，只是爱听吹笙而已。他特别喜欢听松树的风声，庭院中都种着松树，每当听到风吹松树的响声，就很高兴。有时一个人游览于泉石之间，看到他的人都以为他是仙人。

陶弘景本性喜欢著述，崇尚奇异的事物，爱惜时间，到年老时更是这样。尤其熟悉阴阳五行、占卜吉凶、天文算数、山川地理、方图产物、医术草药等。卒年85岁，谥贞白先生。